U0121632

大展好書　好書大展

品嘗好書　冠群可期

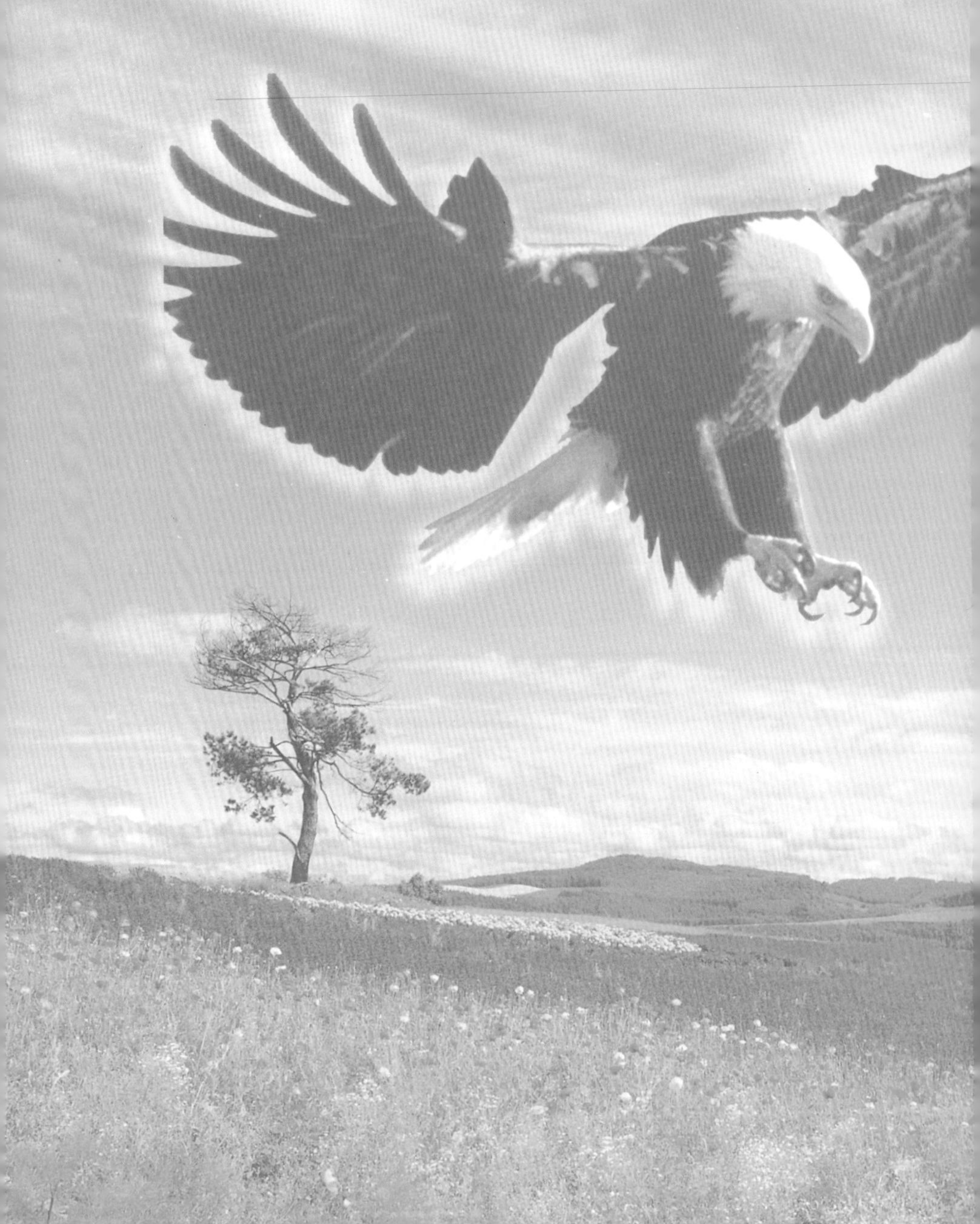

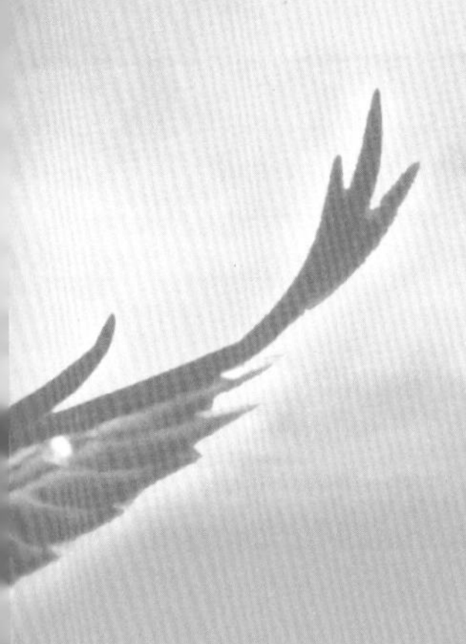

大展好書　好書大展

品嘗好書　冠群可期

名醫與您 ④

知名專家細說

腎臟病

趙硯池 編著

品冠文化出版社

小心腎臟病這「沉默」的殺手

腎臟病被稱為「沉默」的殺手，其發病率一直居高不下，已經成為一種威脅全世界公共健康的主要疾病。它具有患病率高、合併心血管疾病率高和死亡率高的特點。據流行病學調查顯示：在發達國家普通人群中，有6.5%～10%的人患有腎臟病，其中美國腎臟病患者人數已經超過2000萬。在我國，40歲以上人群慢性腎臟病的患病率高達8%～9%。

腎臟病不但是一種高發病，還容易引起各種疾病。據最新資料統計，我國每年有近百萬人死於各種腎臟病引起的疾病，而且患有慢性腎臟病的人群死於心臟病和中風的風險是健康人群的20倍以上。各種腎臟疾患、腎功能不全、尿毒症已經成為腎臟病發展的「危險三部曲」。

人們往往談癌色變，卻忽視了腎臟病給人類帶來的危害。腎臟疾病會讓我們的生活發生翻天覆地的變化：健康的機體被它侵蝕，蒸蒸日上的事業因它受損，甚至親朋好友也會因此承受著莫大的痛苦，五彩的夢想也會因它化為泡影……人間的悲劇正在一幕幕上演著。所以，為了自己和家人的幸福，我們必須要捍衛自己的健康。

腎臟是人體的重要器官，它具有排毒功能，而這種特殊功能，也使它更容易受到許多疾病和有害物質的侵襲，從而遭受損害，引起功能減退，形成各種腎臟疾病，並且容易反覆發作，很難完全治癒。調查顯示，全世界大約

10%的人有不同程度的腎臟受損。值得注意的是，隨著人們生活水準的不斷提高，因藥物和肥胖引發腎臟病的人越來越多。而且，現在腎臟病已經不單單是老年人的常見病，近幾年越來越呈現出年輕化的趨勢。

當腎臟病發展到腎功能衰竭時，全身各個系統都會產生病變，腎臟處於「罷工」的狀態，無法清除體內的各種有害物質和多餘的水分，患者就會出現水腫、貧血、高血壓、乏力和其他中毒症狀，甚至危及生命。如果患者得的是急性腎功能衰竭，只要得到及時診斷和治療，多數患者是可以治癒的。當然，也有一部分患者無法恢復健康，而發展成慢性腎功能衰竭或喪失生命。

慢性腎功能衰竭是由於腎臟長期受損造成的，是難以恢復正常的，所以病情會漸漸加重，排尿量會漸漸減少，身體也越來越衰弱，最後就有可能導致尿毒症。病情一旦發展到這種程度，患者就很難依賴自身的功能恢復正常了，只有依賴透析和腎臟移植兩種方式進行救治，而這兩種治療方法費用高、危險性大，所以醫學界才將慢性腎功能衰竭稱為「危及人類生命的慢性癌症」。

老百姓常說無病早防，可是大多數人往往還是忽略了自己的健康，而當疾病真實地發生在自己身上時，再亡羊補牢已經晚矣。所以，治療腎臟病的關鍵就是「早防」。

誘發腎臟疾病的因素非常多，雖然現實生活中存在一些感染因素，但這些感染因素是可以控制的。據相關資料調查顯示：很大一部分腎臟疾病的發生，都是由人們的不良生活習慣引起的。

一旦得了腎臟病，不要悲觀洩氣、怨天尤人，而應勇敢地面對它，配合醫生，採取及早有效的治療措施。在我們的周圍，有許多腎臟病患者依然快樂地工作和生活著，也有許多腎衰竭患者正在以堅強的毅力和勇氣與病魔鬥爭著。

我們編寫本書的目的就是把一些有關腎臟病治療的小常識和小方法彙集在一起，真誠地奉獻給所有熱愛生活、熱愛生命的人。

目錄

目錄

第 1

腎臟病：健康的沉默殺手

　　腎臟病的隱匿性非常強，再加上人們缺乏正確的防範意識，往往到發現時已經為時已晚。所謂「知己知彼，百戰不殆」，只有對腎臟病有足夠的瞭解，才能打好保衛健康的第一仗。

健康測試

當心，腎臟發出的紅色警報！

根據自己最近1週的身體情況回答以下問題：

● 在一杯清水中倒入少量尿液，水是否仍然清澈？

● 在正常飲水情況下，是否夜尿3次以上？

● 是否存在排尿無力、淋漓不盡的感覺？

● 早晨起床時，眼睛是否水腫？

● 在不提重物的情況下，走到三樓就會感到兩腿無力嗎？

● 坐著看電視，2 小時就會感到腰酸嗎？

● 日常生活中，持續站立超過1 小時就會感到腿發軟嗎？

● 是否總感覺精神疲憊、注意力不集中呢？

● 洗頭時，頭髮是否會大量脫落？

● 是否失眠？即使睡熟了，夜裏也會無緣無故醒來嗎？

測試評析：

你的答案中，如果「是」不超過3個，恭喜你，你的腎功能還算正常，應繼續保持良好的生活習慣；如果「是」有3～5個，表明你最近熬夜較多，容易疲倦，不可掉以輕心；如果「是」有5～7個，說明你有很多不良的生活習慣，這對腎臟健康是一種威脅，應當引起高度重視；如果「是」有7個以上，說明你的腎臟已受到傷害，應儘快去醫院檢查，以便及時確診、及時治療。

腎臟──人體的生命之根

人類生命的延續和衰老的過程都與腎臟有著密不可分的關係。腎是泌尿系統的組成部分，它與心、肺一樣是人體的重要器官，中醫將腎臟視為「先天之本」。

腎臟俗稱腰子，外形像蠶豆，它位於腰的兩側，左、右各1個。腎臟長10～12公分、寬5～6公分、厚3～4公分、重120～150克，左腎較右腎稍大。通常情況下，健康的腎呈紅褐色。

腎臟的基本結構是腎單位，每個腎臟約有100萬個腎單位。腎單位是由腎小體和腎小管組成的。

腎小體包括腎小球和腎小囊。腎小球是腎動脈末端毛細血管形成的球狀血管網，腎小囊是包在腎小球外的漏斗狀的囊，下接腎小管。每當血液流經腎小球時，血中的水分和晶體物質便會過濾到腎小球囊內，並經過腎小管曲折走行，重吸收腎小球濾出的有用物質（糖、氨基酸、小分子蛋白質和礦物質等），最後形成尿液。然後尿液就通過腎盂、輸尿管到達膀胱，尿液在膀胱內存儲一定量之後，就會經尿道排出體外。

腎臟好比人體的污水淨化站，擔負著以下功能。

(1) 生成尿液，維持水的平衡。腎小球就像網一樣，當血液流經腎小球時，體積大的成分，如紅細胞（RBC）、白細胞（WBC）、血小板（PT）、蛋白質等不能通過網子，故不能從腎小球濾出，仍留在血管內，而體積小的成分如水分、鈉、氮、尿素、糖等，能通過網子，經腎小球濾出，流進腎小管內，這些液體就叫「原尿」。當原尿流經腎小管時，腎小管有重吸收功能，所以99%的水分會被吸收回體內，營養成分也幾乎全部被重吸收回體內。此時只剩下機體的代謝廢物和很少的水分，就形成了尿液。人體每天濾出原尿180升，形成尿液1.8升，當人體內水分過多或過少時，腎臟對尿量進行調節，所以當天熱時出汗多，或喝水少時，尿量就少些，而喝水多時尿量就多些，也就是我們吃多少、喝多少，正常腎臟就能工作多少，以保持體內水的平衡。

(2) 排出毒素及代謝廢物。當人體進行新陳代謝時，會產生廢物，如尿素、尿酸、肌酐等，腎臟會透過腎小球的濾過和腎小管的排泌把廢物排出體外，以維持人的正常生活。

(3) 腎臟能分泌和合成一些物質，起到調節人體生理功能的作用。它分泌的腎素、前列腺素等，可以調節血壓和水鹽的代謝；分泌的紅細胞生成素可參與造血，能刺激骨髓紅系增殖、分化，促進血紅蛋白合成；分泌的1,25-雙羥維生素D能參與調節鈣磷代謝，起到維持骨骼正常結構與功能的作用。

(4) 腎臟有對激素的降解和滅活作用。腎臟是多種激素的降解、滅活的場所，如胰島素、甲狀旁腺激素、胰高血糖素、降鈣素等許多激素均在腎近端小管細胞內進行降解。

(5) 腎臟分泌的多種細胞因子——生長因子，也能在調節生命活動中發揮重要作用。

由對腎臟功能的瞭解，我們不難看出，腎臟並不僅僅是一個單純的排泄器官，而是一個對人體的內環境和正常生理活動有著關鍵影響的重要臟器，它對維持人的生命有著十分重要的意義。

專家提示

如果腎臟功能受損，會導致體內有毒物質淤積，無法排出體外，還會使血壓調節陷入失衡狀態，這對人體的健康是非常不利的。

你知道嗎？

中西醫對腎臟的不同認識

西醫的腎是指解剖學意義上的腎臟，單指腎臟這一器官。它具有分泌尿液，排出代謝廢物、毒物和藥物，調節體內水、電解質，調節酸鹼平衡等作用。

中醫所指的腎範圍相當廣泛，涉及現代醫學的泌尿、生殖、內分泌、中樞神經及血液系統等方面。中醫認為，腎是人類生命得以延續和維持的重要器官。因此中醫的腎囊括了生長、發育、生殖、衰老等方面的功能。

常見腎臟病大搜索

一提到腎臟病，人們往往首先想到的是腎炎、腎結石、尿毒症，其實腎臟病的種類非常多，其中包括：

(1) 原發性腎小球疾病。

(2) 腎小管間質性疾病。

(3) 腎血管性疾病。

(4) 遺傳性腎臟病。

(5) 各種代謝性疾病引起的腎損害。

(6) 自身免疫性疾病及結締組織疾病。

(7) 血液病引起的腎損害。

(8) 肝臟疾病引起的腎損害。

(9) 內分泌疾病及惡性腫瘤引起的腎損害等。

下面介紹幾種常見的腎臟病：

一、原發性腎小球疾病

1. 急性腎小球腎炎

簡稱急性腎炎。一般發病時間短，也就是說起病急。發病時患者症狀的輕重有所不同，常見臨床表現有血尿、蛋白尿（多為肉眼能夠看見）、高血壓、水腫（患者的水腫程度有所不同）、少尿及氮質血症，又稱之為「急性腎炎綜合徵」。本病有多種病因，以鏈球菌感染後引起的急性腎炎最為常見；常有食慾減退、疲乏無力、噁心嘔吐、頭痛、心悸急促症狀，甚至發生抽搐。病前1～3週有咽喉感染及皮膚感染史，血清補體下降等支持此診斷。

2. 急進性腎小球腎炎

簡稱急進性腎炎。這種疾病發病急，病情嚴重，而且發展迅速，極易誤診、漏診。如果治療不及時，患者很可能會在幾個月甚至幾個星期內發生腎衰竭。

急進性腎炎患者在患病時，會迅速出現水腫、高血壓、血尿、貧血等症狀。早期患者還會伴有少尿或無尿現象。此類疾病春夏兩季發病率較高，青年期和中老年期是兩個發病高峰期。

3. 慢性腎小球腎炎

簡稱慢性腎炎。是一種由多種原因引起的、多種病理類型的常見的慢性腎臟疾病。

患者以男性居多，發病年齡大多在20～40歲。慢性腎炎表現各異，有的患者會出現長期持續性蛋白尿和血尿，患者有高血壓、水腫，並有全身乏力等症狀。

大多數患者病情呈進行性加重，病程長達20～30年，易導致腎功能損害緩慢地、不停地進行，晚期可發展至腎衰竭。

4. 腎臟病綜合徵

這是一種由多種病因引起的症候群，並不是一種獨立的疾病。

腎臟病綜合徵多因感冒、勞累起病，任何年齡都可發病，它的症狀明顯，因此很容易被患者發現。一般出現大量蛋白尿（24小時尿蛋白定量≧3.5克）、高度水腫（除眼瞼腫、下肢水腫以外，還會出現胸水、腹水、心包積液）、高血脂症、低蛋白血症（≦30克／升），臨床上稱為「三高一低」的症狀。

腎臟病綜合徵可分為原發性腎臟病綜合徵和繼發性腎臟病綜合徵。

繼發性腎臟病綜合徵是繼發於其他病症的腎臟病綜合徵，如糖尿病腎臟病、狼瘡性腎炎、B 肝病毒相關性腎炎等。而原發性腎臟病綜合徵是除繼發因素之外的腎臟病綜合徵。腎臟病綜合徵的病理類型有五種：

①微小病變型腎臟病；②系膜增生性腎小球腎炎；③局灶、節段性腎小球硬化；④膜性腎臟病；⑤系膜毛細血管性腎炎。

腎臟病綜合徵患者之間的病理類型不同，治療不同，效果不同，預後不同，所以腎臟病綜合徵患者最好進行腎穿刺病理檢查，以便安排治療計畫並估計預後。

5. 無症狀血尿和／或蛋白尿

這是一種以無症狀的鏡檢血尿、蛋白尿、管型尿為特點的疾病。這類患者可毫無症狀或稍有乏力，多在體檢時無意發現尿中有蛋白和潛血，有的是單純性蛋白尿，有的是單純性血尿，此病的隱匿性特別強。

在這裏要提出的是，目前我國IgA腎臟病最為多見。IgA腎臟病是免疫病理學診斷的名稱，是腎活檢免疫病理檢查在腎小球系膜區有以IgA為主的顆粒樣沉積，它通常與扁桃體炎、胃腸炎、帶狀疱疹等感染有關，1～3天後即可出現肉眼血尿或鏡下血尿，也可以出現蛋白尿、高血壓，以反覆發作為特點，甚至可導致腎功能衰竭。

二、繼發性腎臟疾病

1. 糖尿病腎臟病

糖尿病腎臟病是糖尿病常見的併發症。糖尿病損害腎臟的途徑非常廣泛，這些損害可以累及腎臟所有的結構，但只有腎小球硬化症與糖尿病有直接關係，這就是糖尿病腎臟病，它是糖尿病全身性微血管併發症之一。臨床特徵為蛋白尿、水腫，血壓增高，漸進性腎功能損害。

晚期可出現嚴重腎功能衰竭，是糖尿病患者的主要死亡原因之一，也是當前慢性腎功能衰竭的主要原因之一。

2. 高血壓性腎損害

高血壓不但能夠引起心腦血管疾病，還會引起腎小動脈硬化和腎動脈狹窄，是導致尿毒症的罪魁禍首。腎臟是身體內血壓最高的部位，也是高血壓時最容易受傷害的臟器。可高血壓腎臟病患者平常大多沒有明顯不適，必須由一些特殊檢查才能確診，因而早期多易被忽視。

3. 多囊腎

多囊腎係腎臟皮質和髓質出現無數囊腫的一種遺傳疾病，可導致血尿、蛋白尿、高血壓，最後影響腎功能。

4. 間質性腎炎

間質性腎炎是以腎間質炎症及腎小管損害為主的疾病，是腎功能不全的常見原因之一。此病多可找到病因，如：細菌性腎盂腎炎、全身感染所致間質性腎炎、系統疾病誘發間質性腎炎等，還有藥物過敏所致過敏性間質性腎炎。

5. 系統性紅斑狼瘡性腎炎（狼瘡性腎炎）

紅斑狼瘡不僅是一種皮膚損害，更是一種累及多系統、多器官，具有多種自身抗體的自身免疫性的疾病，是繼發性腎臟疾病中最主要的疾病。年輕女性多見腎臟受累表現與腎外器官受累可不平行，腎臟病變程度可直接影響系統性紅斑狼瘡的預後，隨著糖皮質激素及細胞毒藥物的應用，預後已有很大改觀，但腎臟受累及進行性腎功能損害仍是本病主要死亡原因之一。

6. 抗中性粒細胞胞漿抗體(ANCA)相關性腎炎

多發於中老年人，可有腎臟病綜合徵表現，全身表現可有咯血、過敏性哮喘、呼吸困難、發熱、皮疹、關節疼、肌肉疼等腎外表現，也可呈腎功能衰竭表現。

腎活檢可呈節段性壞死性腎小球腎炎伴或不伴新月體形成，血化驗ANCA(+)，以上患者均應積極配合專科醫生檢查治療，才能有好的預後。

7. 紫癜性腎炎

這是一種由過敏性紫癜引起的腎炎，一般患者會出現出血性或對稱性皮疹，同時膝關節、踝關節和手關節等會出現關節痛，還伴有腹痛、噁心、嘔吐及血便，甚至吐血等症狀，同時還可出現蛋白尿、血尿、高血壓、水腫等症狀。

8. B 肝病毒相關性腎炎

這是一種由B肝病毒引起的腎炎，輕的患者伴有眼瞼水腫、腰酸痛、全身無力、尿黃、少尿等症狀；嚴重的患者則會出現高血壓、血尿、肢體水腫等症狀；腎功能嚴重受損者會出現少尿或無尿症狀，最後常發展成尿毒症而危及患者的生命。

9.腎結石

腎結石是一種常見高發病，20～50歲的人群最容易發病，而且男性患者多於女性患者。得了腎結石，輕者完全沒有症狀，嚴重的可發生無尿、腎功能衰竭，甚至死亡，可對機體造成很大的危害。

腰痛和血尿是腎結石的主要症狀，約75%的腎結石患者有腰痛。有些人覺得腎結石是小病，「只要結石不招惹我，也就相安無事。」有這種想法的人就大錯特錯了。腎臟內長期有結石存在，危害是相當嚴重的，可以引起梗阻性腎臟病，最後發展成尿毒症。

繼發性腎臟疾病的種類還有很多，我們在這裏就不做過多的敘述了。

由上述的分析，讓我們瞭解到，腎臟病的種類不同，疾病所處的階段不同，所表現的症狀也會不同，因此，我們在治療時也應該採取不同的治療方法。患者能夠清楚自己的病情，接受專業的、系統的治療，才不至於延誤病情，否則後患無窮。

專家提示

怎樣知道自己的腎臟是否健康？

需要專科醫生根據個人既往病史、個人生活史、家族史、症狀、體徵以及必要的輔助檢查等多方面來綜合推斷；定期到醫院體檢，不能憑自我感覺。

你知道嗎？

還有哪些腎臟病？

腎臟病的種類很多，如原發性系統性血管炎腎損害、高尿酸血症腎病、類風濕關節炎腎損害等。除上述幾種外，還包括過敏性紫癜腎炎、紅斑狼瘡腎炎、痛風腎、腎結核、腎癌、腎積水、梗阻性腎病、多發性骨髓瘤腎病、肝性腎病、Alport綜合徵、薄基底膜腎病、澱粉樣變腎病、B 型肝炎病毒相關性腎炎、妊娠中毒性腎病、肥胖性腎病、放射性腎病、腎細胞癌、腎融合等。

哪些人更容易患慢性腎臟病？

慢性腎臟病的發病是由多種因素共同造成的，其發病機制也十分複雜。

(1) 代謝性疾病及各種自身免疫性疾病，如高血壓、心臟病、糖尿病、肥胖、高血脂、高尿酸血症、系統性紅斑狼瘡等。

(2) 有慢性腎臟病家族史。

(3) 各種感染：如尿路感染。

(4) 各種藥物毒副反應、過敏反應及濫用藥物，可引起急性腎小管壞死、急性間質性腎炎、慢性間質性腎炎、血管炎等諸多腎臟病。

(5) 高齡（65歲以上）老人由於血管退化，易患慢性腎臟病。

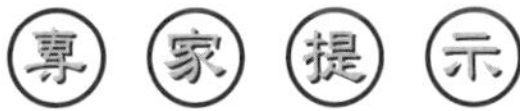
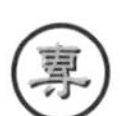
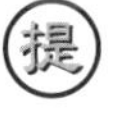
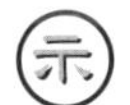

專家提示

在生活中，很多人一旦腎虛就會吃各種補藥、補品來補腎。其實他們並不瞭解腎。沒有找到真正的原因，一味地去補腎，不對症下藥可能會導致陽痿、早洩等，對腎造成更大的危害。所以補腎必須慎重，以免造成更嚴重的後果。

你知道嗎？

什麼是腎小球濾過功能

腎小球濾過功能是指循環血液經過腎小球毛細血管時，血管中的水合分子、大小不同的溶質，濾入腎小囊形成原尿的功能，即腎臟清除代謝產物、毒物和體內多餘水分的功能。評价腎小球濾過功能，即臨床上主要檢測腎小球濾過率(GFR)的常用方法是：

(1) 血清肌酐(SCr)

正常值：男性：0.6～1.2毫克/分升或53～106微摩爾/升
女性：0.5～1.0毫克/分升或44～88微摩爾/升

肌酐是體內肌肉組織代謝廢物，它經血循環到達腎臟，從腎小球濾過後由尿中排出。

當腎小球濾過功能下降至50％左右時，血肌酐濃度會開始升高。但血清肌酐濃度受體內肌肉體積影響，所以血清肌酐水平個體差異較大，因此對於老年人、體瘦者、長期臥床患者來說，盡管血清肌酐水平仍在正常範圍內，但可能腎功能已經降低了。

(2) 肌酐清除率（Ccr）

正常值：90±10（8～100）毫克／分鐘。

Ccr能較早地反映腎小球的濾過功能，在多數成人中，當Ccr下降50％左右時，血清肌酐才會升高。

(3) 同位素檢測（GFR）

根據核素腎動態顯像可測出雙腎臟各自的GFR，也是分腎腎功能。正常值為90～100毫升／分鐘，應和Ccr相符合。

(4) 血清尿素氮濃度（BUN）

正常值：6～20毫克／分升（2.5～7.5毫摩爾／升）

BUN在反映腎小球濾過功能方面有一定參考價值。但影響因素較多，因此不能僅僅由血中的BUN濃度來評價患者的腎功能。

腎臟病的症狀，你瞭解多少？

腎臟病已經成為全球非常常見的疾病之一，絕大多數人對腎臟病的瞭解只是冰山一角，微乎其微。腎臟病的早期，症狀並不明顯，有些腎臟病患者往往因貧血或噁心、嘔吐、消化不良、高血壓或視力下降而就診，極易造成誤診、誤治。正是由於這個原因，患者往往錯過了治療的最佳時期，延誤了病情。

據調查，我國絕大部分腎臟病患者在發病時，均沒有得到有效的治療。現在我們就將腎臟病初期的一些症狀介紹如下，以便廣大讀者能從臨床表現這一角度認識腎臟病，做好對腎臟病的防範。

一旦出現下述相關的腎臟病症狀，應該及時就醫診治，以免延誤腎臟病治療的最佳時機。

1.小便泡沫多，長久不消失

這一現象的出現表明尿液中排泄的蛋白質比較多，很有可能已經出現了腎臟病的典型症狀——蛋白尿。

2.尿變色

尿呈濃茶色、洗肉水樣、血樣、醬油色或尿液非常渾濁如淘米水樣，此時應該馬上到醫院就診。

3.尿量過多或過少

正常人尿量平均為每天1500毫升左右，每天解4～8次小便。如果沒有發熱、大量出汗、大量飲水等情況，尿量卻突然大量增加或減少時，就要到醫院做相關的檢查，看看是不是腎臟發生了病變。

4.夜　尿

正常人在60歲之前，一般不應該有夜尿情況。如果年輕人夜尿增加，很可能是腎功能不全的早期表現。

5.水　腫

早晨起床後眼皮或臉部水腫，午後就會消退，勞累後就會加重，休息後就會減輕。嚴重水腫會出現在雙腳踝內側、雙下肢及腰骶等部位。

6.腰　痛

如果出現無明確原因的腰背酸痛，就應檢查腎臟、脊椎及腰背部肌肉等。

男性可能有性功能障礙方面的表現，如遺精、滑精、不育等。事實上，由於個體差異性的原因，每一個腎臟病患者所表現出來的症狀都有一定的不同。有些腎臟病患者以蛋白尿症狀為主要表現，而有些腎臟病患者則以身體水腫症狀為突出表現。

對腎臟病患者而言，不管其出現什麼樣的症狀，都應儘快到專科醫院去檢查，以便及時確診、及時治療。

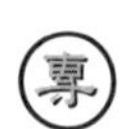

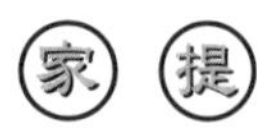

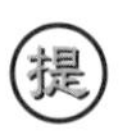

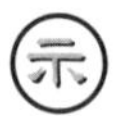

尿毒症是慢性腎功能衰竭的晚期。在尿毒症早期，患者往往有頭昏、頭痛、乏力、理解力及

記憶力減退、食慾不振或消化不良等症狀；病情加重時可出現厭食、噁心、嘔吐或腹瀉、煩躁不安、肌肉顫動、抽搐等症狀。

你知道嗎？

世界腎臟日

當今社會，慢性腎臟病發病率不斷上升。為了普及腎臟病常識，國際腎臟病學會與國際腎臟基金聯盟聯合提議，決定從2006年起，將每年3月份的第二個星期四定為世界腎臟日。

世界腎臟日活動已經開展了4年，每一年都有不同的主題。下面就此介紹一下：

2006年世界腎臟日為3月9日，主題是「慢性腎臟病」，宣傳口號是「關愛健康，呵護腎臟——及早診斷，積極預防」。

2007年世界腎臟日為3月8日，主題是「瞭解您的腎臟」，口號是「您的腎臟健康嗎？」

2008年世界腎臟日為3月13日，主題是「令人驚奇的腎臟」，口號是「您的腎臟健康嗎？」，宣傳標誌是「你的腎臟每天過濾、清洗200升血液」，宣傳宗旨是「腎臟病是常見的、具有危害，確實可以治療的！」

2009年世界腎臟日為3月12日，主題是「穩定血壓」，口號是「保持腎臟健康」。

火眼金睛走出腎臟病誤區

大多數腎臟疾病並不是什麼不治之症，只要及時就醫，就可以很快得到控制，甚至根治。目前，人們對於腎臟病的防治還存在著許多誤區，這些誤區直接影響到腎臟病患者的生命品質和生命安全。

誤區一：腎臟病是癌症的「同義詞」

有些人一旦聽說自己得了腎臟病，就擔心得不得了，以為得的是不治之症，把腎臟病和「癌症」畫上了等號。腎臟病並不是癌症，絕大多數腎臟病，只要發現及時，是可以得到緩解，甚至可以完全控制的。當然，療效的好壞主要取決於診療是否及時、合理，更重要的是與患者自身的保健措施有關，如飲食、休息等。

誤區二：禁用食鹽

民間傳說「得了腎臟病，必須忌鹽百日」，特別是在閩南地區這種說法流行得更廣。其實，「吃鹽越少越好」或「禁用食鹽」的觀點都是錯誤的。對於沒有水腫、高血壓和尿量減少的患者，最好限鹽，每日食鹽攝入量以5克為宜，飲食以清淡為主，不要吃鹹菜、醃製品等。對於有水腫、高血壓或尿量減少的患者，則應該嚴格限制食鹽的攝入，每日食鹽攝入量以3克為宜。

當然，我們只說嚴格限制鹽的攝入量，並沒有說要完全禁止鹽的攝入，大家一定要區分開來。

誤區三：吃啥補啥

有人認為吃動物腎臟可以滋補自己的腎臟，其實這是一個誤解。雖然動物腎臟蛋白質含量較高，但不宜食用，因為這類食物會加重腎臟的負擔，引起不良後果；而且動物腎臟，如豬腰，往往有大量重金屬沉積，進食後對人體腎臟會產生毒性作用。

誤區四：限制飲水

腎臟病患者不願多飲水，害怕加重腎臟負擔。實際上恰恰相反，人體內每天的代謝產物都依靠尿液排出體外。如果尿量不足，反而會造成體內廢物的堆積，加重腎臟的損害。

誤區五：腎炎患者要禁食蛋白質

蛋白質是人體的必需營養素，是人體新陳代謝不可缺少的重要物質。

慢性腎炎、腎臟病綜合徵患者只要腎功能正常，就不能以素食為主，應攝入一些人體利用率較高的食物，如牛奶、雞蛋、魚等。

誤區六：濫用抗生素

部分患者覺得腎炎和腸炎、肺炎、膀胱炎一樣，於是採用抗生素進行治療。其實它們有著本質的區別。

另外，很多抗生素都伴有腎毒性，如果濫用，反而會加重腎臟的病變。

誤區七：中藥無毒

目前已得到證實，一些中草藥有腎毒性。以中草藥為成分的中成藥，如龍膽瀉肝丸、排石沖劑、婦科分清丸、安宮牛黃丸等都有可能加重腎臟病變，所以對於腎臟病患者來講，應該等確診後再考慮治療方案。

誤區八：誤信偏方

有病亂投醫是久治不癒患者的一種表現，偏方治大病也被一些患者所信服。

但腎臟病根據臨床及病理改變，分很多種。不同種類腎臟病的病因、病變性質及輕重程度完全不同，治療方法也截然不同，用一種偏方來治療所有類型的腎臟病顯然不合適。

人們在選擇補腎產品上也存在誤區。其實「腎虛」可分為：腎陰虛、腎陽虛、腎經虧虛、腎氣虛。因此，選擇補腎產品也要「對症下藥」。如果腎陽虛的人還一味地服用六味地黃丸，病症就會「雪上加霜」。

你知道嗎？

如何走出腎臟疾病的誤區

由於人們對腎臟疾病缺少深刻的認識，因此在對腎臟疾病的認識上，很容易出現誤區。那麼，怎樣才能走出這些誤區呢？下面我們就進行詳細的介紹：

認真學習，瞭解自己的腎臟，瞭解自己的病情、治療及自我保健常識。

相信科學、相信醫院、相信醫生，避免求醫心切而病急亂投醫。

任何一種腎臟疾病的治療都不是一朝半夕的。因此患者在治療時一定要有耐心，切不可短時間內看不到療效，就盲目更換治療方法和藥物，這不但會加重家庭的經濟負擔，還容易延誤病情。

感冒——腎臟病惡化的加速器

感冒是由感冒病毒引起的，它可以直接侵犯腎組織。腎臟病患者自身的免疫力低，因此在感冒高發季節，容易患病。感冒對腎臟病患者來說猶如雪上加霜，感冒病毒也會以病毒為抗原，引起免疫複合體腎炎。

慢性腎炎的患者尤其忌諱感冒，因為感冒會加重腎炎病情，如使蛋白尿、水腫加劇，對腎功能不全患者還會導致腎衰、心衰。

因此，腎臟病患者預防感冒，對腎臟病的發病和預後都有著極為重要的意義。所以，腎臟病患者在感冒多發的冬、春季節一定要高度注意預防感冒。

那麼，腎臟病患者怎樣預防感冒呢？

(1) 增強體質，進行適當的體育鍛鍊提高抗病能力。

(2) 做好室內環境衛生，經常打開門窗，保持空氣的流通。

(3) 隨氣候的變化增減衣服，以免著涼。

(4) 在感冒盛行的季節，儘量少到人多的公共場所去，更不要到有呼吸道疾病的患者家裏做客，以防止交叉感染。

(5) 呼吸道疾病流行時，可用貫眾10克泡水當茶喝，蒜、蔥對預防感冒也有一定作用。

(6) 對腎臟有損害的消炎止痛藥物要慎用。

(7) 感冒流行期間，可服板藍根進行預防。

(8) 感冒期間，腎臟病患者一定要注意飲食。

①飲食要講究低鹽、清淡、易消化。

②當出現少尿或尿閉時，一定要嚴格限制含鉀多的食物的攝入。

③供給足夠的碳水化合物，主食可用米、麵等。

④進水量的多少，需視水腫及排尿量情況來決定。

⑤給予豐富的維生素A、維生素B及維生素C。

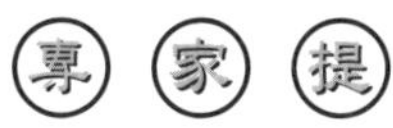
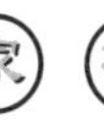
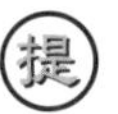
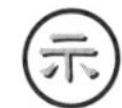

冬、春季節為感冒的多發季節，感冒的主要臨床表現為發熱、咳嗽、全身酸痛等症狀。

你知道嗎？

預防感冒的偏方

下面介紹幾種預防感冒的偏方：

偏方一：用餐時，可以吃幾瓣大蒜，也可以把10%的大蒜汁滴入鼻孔內，每日1次，每次2～3滴，連用2天。

偏方二：服用板藍根沖劑，每次1包，每日3次。

偏方三：大青葉15克，板藍根、貫眾各30克，水煎代茶飲。

偏方四：蔥白500克，大蒜250克，加水2000克，煎湯，每次飲 1 杯，每日3次。

偏方五：白蘿蔔適量，削皮，切細絲，加鹽少許，拌勻，擠出汁液，隨意服用。

腎炎的病理學診斷

提起腎炎，許多人也許不以為然，殊不知一旦人們疏忽，腎炎就很容易演變成腎功能衰竭——尿毒症，它對人類健康的危害絕對不亞於某些癌症。那麼，究竟什麼是腎炎呢？

腎炎，顧名思義就是腎臟發生了炎症反應。腎炎的種類很多，不同的腎炎類型，其表現出來的症狀也有所不同。當腎臟病研究和發展到今天，特別是腎小球疾病病理學研究進展很快時，就可對腎臟病理學組織由光鏡、電鏡及免疫螢光做出正確病理診斷。

目前，腎臟疾病的病理學診斷已成為臨床診斷、治療及判斷預後的非常重要的依據。

下面介紹原發性腎小球疾病病理分型：

(1) 輕微性腎小球病變。

(2) 局灶性節段性病變。

(3) 彌漫性腎小球腎炎。

① 膜性腎臟病。

② 增生性腎炎。

a. 系膜增生性腎小球腎炎。

b. 毛細血管內增生性腎小球腎炎。

c. 系膜毛細血管性腎小球腎炎。

d. 新月性和壞死性腎小球腎炎。

③ 硬化性腎小球腎炎。

(4) 未分類的腎小球腎炎。

以上這些分類與臨床診斷沒有絕對固定關係，但有相對的關係，對臨床醫生診斷及在治療中起非常重要的作用。

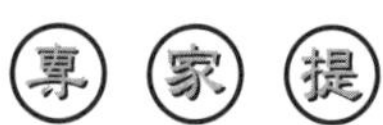
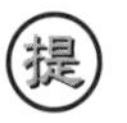

專家提示

腎穿刺活檢在診斷腎臟疾病時非常重要，因此，要積極配合專科醫生，以便早期進行診斷及治療。

腎穿刺活檢的意義：

腎穿刺活檢對腎臟病患者而言是為了明確診斷、指導診療或判斷預後。所以，有腎臟病而又無腎穿刺禁忌證的患者應積極接受這種有創檢查。

目前，腎穿刺開展廣泛，技術成熟，也診治了不少患者，所以配合腎科醫生及時進行檢查非常重要。

你知道嗎？

腎炎的預防

腎炎是最常見的疾病之一，對人體的健康影響很大。腎炎的早期預防非常重要。那麼，如何預防腎炎？我們來簡單介紹一下：

1. 加強身體鍛鍊，增強機體的抗病能力，以減少上呼吸道感染、咽喉炎、扁桃體炎等疾病的侵襲。

2. 養成良好的生活習慣，改掉酗酒、吸菸等不良嗜好。

3. 勞逸結合，規律生活，特別要鍛鍊耐寒能力。

4. 如果一旦發生咽炎、感冒等病毒感染，必須及時治療，徹底治癒。

5. 預防膿皮病及全身感染性疾病，不亂用藥物。

6. 防治各種傳染病。

慢性腎臟病的治療

慢性腎臟病是「沉默的殺手」，起病隱匿，症狀不明顯，病因複雜，有時臨床很難做出明確的病因診斷，因此在2002年K／QODI的《慢性腎臟病臨床實踐指南》(以下簡稱《指南》）中正式確立了慢性腎臟病的概念、分期及評估方法，並將它作為目前全球性慢性腎臟病防治的指導性檔。

一、什麼是慢性腎臟病？

在臨床上各種腎臟病遷延難癒，時間超過3個月，患者尿液和相關的血液指標出現異常，腎臟病理學、影像學發現異常或腎小球濾過率低於60%的，都可統稱為慢性腎臟病。

目前《指南》推薦應用腎小球濾過率（GFR）來評價腎功能，這一指標對於腎功能的評價更有指導意義。根據GFR，把慢性腎臟病分為5期：

第1期：腎臟損傷（如蛋白尿），GFR正常或大於90毫升／分。

第2期：腎臟損傷，GFR輕度下降，為60～89毫升／分。

第3期：GFR中度下降，為30～59毫升／分。

第4期：GFR嚴重下降，為15～29毫升／分。

第5期：腎衰竭期（需要透析或移植），GFR低於15毫升／分。

二、慢性腎臟病有哪些主要症狀？

早期：經常性疲勞，乏力，眼瞼、顏面、下肢水腫，尿中出現泡沫，尿色異常，排尿疼痛或困難，夜間排尿次數增加。

中期：以上病症加重，可有食慾不振、噁心、嘔吐、腰疼、全身水腫、血壓升高、心慌氣短、呼出氣體帶有尿味、骨疼、皮膚癢、心力衰竭、手腳麻木、反應遲鈍、貧血，血尿素氮、血肌酐、肌酐清除率不正常等症狀。

晚期：進入尿毒症期，以上症狀加重，導致心、肝、肺、腦各系統衰竭，死亡率很高。

三、什麼是優質低蛋白飲食？

(1) 在慢性腎臟病第3期治療中，營養治療是非常重要的。營養治療是治療慢性腎臟病的主要手段之一，合理地減少一些物質的攝入，就可以較少產生新陳代謝的垃圾，減輕腎臟的工作量。這樣殘餘腎單位的超負荷狀態就會緩解，損壞速度自然就減慢了。優質蛋白就是指動物蛋白，如：雞、鴨、魚、肉、海參、魷魚、大蝦、雞蛋、牛奶等。這些食品的量，控制在0.6～0.8克／（公斤體重·天）。

慢性腎臟病患者飲食控制，首先就是要限制蛋白質的攝入量。研究表明，慢性腎臟病患者食入優質低蛋白後，腎功能下降的速度明顯減慢了。

(2) 患者服用優質低蛋白0.6～0.8克／（公斤體重·天）顯然是不夠的，雖然限制蛋白質的攝入量後，腎功能下降速度減慢了，但人會出現營養不良、負氮平衡。這時，就需要及時補充必需氨基酸及酮酸，才能糾正慢性腎臟病患者必需氨基酸的缺乏並供給充足熱量、礦物質、維生素，從而改善患者的營養狀況。

應用酮酸的好處是：酮酸不含氮，不會引起體內含氮物質的增多，再者α－酮酸與體內的氨基結合可生成必需氨基酸，還能使含氮廢物再利用。另外，α－酮酸內含有鈣，對糾正鈣磷代謝紊亂，減輕繼發性甲旁亢也有一定療效。

(3) 長期堅持優質低蛋白飲食應注意：

① 及時、準確地檢查評估營養狀況；

② 必須保證每天30～50千卡／公斤的熱量供應；

③ 應用優質低蛋白飲食時，應加α－酮酸；

④ 保持飲食中蛋白質、糖、脂肪比例合理；

⑤ 及時補充維生素、纖維素和礦物質。

只有達到上述標準，才能減少慢性腎臟病營養不良發生率，減少併發症，提高存活率。

四、防治慢性腎臟病貧血

慢性腎臟病最常見的表現是貧血，有些患者常常是因為出現貧血才發現自己有病，而這些患者往往首診到血液科，不知道原來得的是腎臟病，從而延誤了慢性腎臟病的治療。那麼，為什麼慢性腎臟病會出現貧血呢？以下是慢性腎臟病出現貧血的原因：

(1) 腎臟病變導致機體紅細胞生成素減少。

(2) 腎功能不全的代謝毒物瀦留和骨髓造血環境的影響。

(3) 這些患者常會有噁心、食慾減退等消化道症狀，影響鐵劑、葉酸和維生素B_{12}等的吸收而導致營養不良性貧血。

(4) 慢性腎臟病引發消化道出血等，導致血液丟失。

長期貧血將導致患者出現左心室肥大、心血管併發症、腦功能和認知能力異常，增加慢性腎臟病患者的住院率和死亡率。因此，貧血患者一定要注意檢查尿常規及腎功能。那麼貧血時，患者該怎麼辦？

(1) 合理膳食。

(2) 因慢性腎臟病引起的貧血不同於單純貧血，需要合理應用紅細胞生成素。

(3) 應用紅細胞生成素時，需補充鐵劑、葉酸及維生素B_{12}。

(4) 若上述治療效果不佳時，要積極尋找相應病因，以做相應調整。

(5) 慢性腎臟病貧血患者一定要到正規醫院或腎臟專

科醫生那裏進行診治，並要堅持治療。

五、尿毒症患者需要進行透析治療和腎移植

慢性腎臟病第5期即尿毒症期，是腎功能衰竭晚期所發生的一系列代謝紊亂和

臨床症狀的總稱。由於腎臟不能有效清除體內大量毒素，甚至利尿劑的作用也沒了，這時就需要用替代治療來清除蓄積的毒素和水分。目前的腎臟替代治療主要包括血液透析、腹膜透析和腎移植。

1.血液透析

是目前廣泛應用的方法。方法是將患者的血液和透析液同時引入透析器中，清除血液中的尿毒症毒素和體內多餘水分。

2.腹膜透析

是應用人體的腹膜作為透析膜進行血液淨化，將透析液灌入患者腹腔，使血液中的毒素和多餘水分透過腹膜進入腹腔中的透析液，然後排出體外的方法。目前，這種方法被很多患者所接受。

3.腎移植

將他人供給的腎臟，透過手術植入尿毒症患者的體內，使其完全發揮腎臟功能。

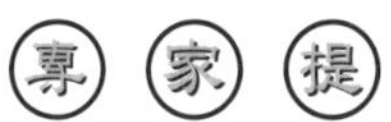
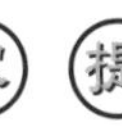
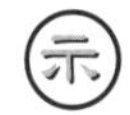

專家提示

日常生活中，我們要時刻留心觀察自己的身體，掌握腎臟病的預兆，及時到醫院檢查、就診，才能遏制住病情。

你知道嗎？

腎炎患者應合理休息

腎炎患者應該得到合理的休息，但究竟怎樣才算合理休息呢？這就應該視病情的輕重而定。

當患者出現中度以上水腫、心慌、氣短、咳嗽、頭痛、頭暈、嘔吐、少尿（每日尿量在500毫升左右）且肉眼血尿、血尿素氮、肌酸、肌酐含量明顯升高，肌酐清除率明顯降低等症狀時，都需要臥床休息。

臥床休息時間的長短需根據病情的輕重、恢復狀況而定。通常情況下，急性腎炎患者的休息時間不得少於3個月。慢性腎炎患者當水腫消退、血壓恢復正常、尿中紅細胞及管型消失、尿蛋白減少、腎功能基本正常時，可恢復輕度工作。

尿毒症的紅燈信號

尿毒症號稱「第二癌症」，是腎臟病發展的終末階段。有相當多的患者在患病初期並無任何不適的感覺，即使身體有一些不適，也沒能夠引起注意。所以當他們第一次到腎內科檢查時，就有可能被診斷為尿毒症。

對此大家非常不理解，自己沒有非常不適的感覺，怎麼就會患這種病呢？

有關調查顯示，每年有幾十萬尿毒症患者因沒有及時阻斷腎臟固有細胞受損的過程而死亡。

其實早期尿毒症並非無任何蛛絲馬跡可尋，患者只要及早發現尿毒症幾個不明顯的跡象，及時到醫院進行檢查，就可以明確診斷是否患尿毒症。

(1) 水腫。尿毒症患者的水腫大部分非常嚴重，水腫會遍及全身。

(2) 剛開始會出現消化不良、腹部不適等症狀，以後逐漸出現噁心、嘔吐、口中有氨氣味等症狀。嚴重者會出現舌炎、口腔糜爛等症狀。倘若消化道潰瘍累及血管時就會出現嘔血或便血症狀。

(3) 會有腿軟、嗜睡、皮膚乾燥、聽力下降、腱反射減弱、體溫低等反應。同時伴有乏力、易疲勞等症狀，一般在運動或一般勞動後感覺明顯，休息之後體力有所恢復。

(4) 夜間多尿往往是腎臟病的晚期。

(5) 患者均有不同程度的貧血。當患者出現不明原因貧血時，應及時進行檢查。

(6) 通常情況下患者多有出血傾向，表現為皮下出血點、淤斑、牙齦出血、鼻出血，嚴重者可因發生消化道大出血而死亡。

(7) 高血壓。腎臟病引起的高血壓與其他高血壓一樣，也會出現頭痛、頭昏、眼花、耳鳴等症狀。但對那些患有高血壓的患者來說，單憑有無症狀來判斷血壓是否升高是不可取的，他們需要經常測量血壓，以防萬一。

(8) 臉色變得蒼白或土黃，同時皮膚乾燥，有搔癢感覺。

(9) 由於鈣磷代謝紊亂，患者會出現骨質疏鬆、全身骨頭酸疼或腰酸背疼等症狀。另外，患者還會出現腰痛。

(10) 女性患者會出現月經不調，經量減少甚至閉經；男性患者則表現為陽痿和精子活動力下降。

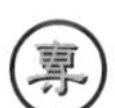

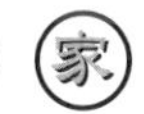

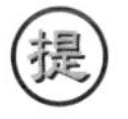

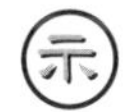

任何一種疾病的產生都有徵兆，腎臟病患者應該注意尿毒症幾個不明顯的跡象，才能及時發現、及時確診、及時治療。

你知道嗎？

尿毒症會傳染嗎？

得了「尿毒症」之後，許多人擔心會把這種病傳染給自己的親人或朋友。事實上，尿毒症是不具傳染性的，而且大部分的致病原因是不會遺傳的，因此無須過分擔心。

女性應該警惕的兩大腎臟病

有人形象地把腎臟比喻為人體的「廢物站」，腎臟與人體的健康可以說是「一榮俱榮，一損俱損」的關係。由於女性的免疫力相對男性較低，因此女性很容易患一些自身免疫性疾病，而由於免疫系統遭到破壞，腎臟也不可避免地會受到損害。同時，由於女性尿道比較寬、短、直，而且直接通向膀胱，很容易引起感染，導致膀胱炎等，如果病情沒有得到遏制，就會誘發腎盂腎炎。

在諸多腎臟疾病中，兩大腎臟疾病易擊潰女性的健康。

一、腎盂腎炎

腎盂腎炎主要是由上尿路感染引起的，尿路感染是女性的常見病。相關調查顯示，我國有30%以上的女性一生中出現過1次以上的尿路感染。由於女性特殊的生殖器官結構，細菌很容易進入尿道。

一些職業女性，由於長時間過度緊張、過度疲勞、缺乏運動，就會導致免疫力下降；再加上飲水過少，長時間憋尿，月經期使用護墊……這些都很容易把細菌帶入尿道，誘發膀胱炎、輸尿管炎或腎盂腎炎。

一般急性腎盂腎炎患者常常會打寒戰、發熱，還會伴有尿頻、尿急、尿痛或排尿不暢的症狀。儘管大部分患者經過正規治療後不會再復發此病，但是個別體質較差、未經過系統正規治療的患者，則極易反覆發作。如果得了腎盂腎炎沒有完全治癒，或治癒後反覆發作，10～15年後就會發展成腎功能衰竭。

因此對於女性來說，千萬不要忽視尿路感染這個「小病」。一旦發病，就要徹底進行治療；同時還要多飲水，不要憋尿，性生活過後別忘了排尿，同時還要加強體育鍛鍊，提高自身免疫力；另外，還要注意外陰衛生，保證每天用溫水清洗，勤換內褲等。這些都是減少泌尿系統再次感染的好方法。

二、狼瘡性腎炎

狼瘡性腎炎是系統性紅斑狼瘡這一免疫性疾病引起的，其中90%會侵犯腎臟，患者多見於女性，男性少見。具體的症狀我們在前面已經講過了，這裏就不做過多的介紹。

狼瘡性腎炎有時症狀不是十分明顯，有的僅僅表現為腎臟功能異常，所以常常被誤診為腎炎、腎臟病綜合徵或慢性腎衰。因而常因此錯過治療的最佳時機，使病情得不到及時控制，最後發展成尿毒症、心衰或敗血症等嚴重後果。

因此，對於狼瘡性腎炎的患者來說，早期的診斷和治療是非常重要的。這些患者在生活中要注意防止感冒、腹瀉，以及皮膚癤腫、扁桃體炎等感染，同時還要注意合理膳食。

專家提示

女性是腎臟疾病的高發群體。這是由於現代女性生存壓力大、自身的免疫力低和生理特點導致的。因此對於女性來說，保護好自己的腎臟尤為重要。

你知道嗎？

女人的美麗和腎有關

腎臟的健康與否，與人類的生長、發育有著非常密切的聯繫。腎虛了，人勢必就會出現衰老的跡象，讓女人不再美麗，主要表現在：

● 眼睛不再明亮

腎有調水液的作用，女人如果腎虛，就會導致水的代謝與運輸不暢、血液循環受阻，故而出現眼睛浮腫、黑眼圈等症狀。如果愛美的女性長期對辛辣食品情有獨鍾，會導致腎氣虧損，出現眼花、眼痛的症狀。

● 內分泌紊亂

腎虛還會導致女性內分泌失調，出現頭暈、耳鳴、夜晚潮熱、盜汗、腰酸腿軟、手足心熱、月經不調等症狀。

● 皮膚乾燥

腎虛還會導致女性皮膚乾燥，試想一下皮膚乾燥的女性又怎麼能夠美得起來呢？

● 影響懷孕

女性一旦腎虛，就會出現性欲降低、手腳冰涼等症狀，從而影響女性懷孕。

幾種腎臟病的併發症

早期的急性腎炎如果得不到及時、有效的治療，就有可能會出現併發症，下面就介紹幾種常見腎臟疾病的併發症。

一、急性腎炎的併發症

1. 心力衰竭

急性腎炎患者，由於水鈉瀦留、血壓增高、全身水腫及血容量增加，從而導致肺循環淤血，引起氣促、咳嗽、不能平臥等症狀。急性腎炎的併發症一般在急性腎炎發病後1～2週發病。

2. 高血壓腦病

高血壓腦病，一般發生在急性腎炎的早期、中期，發病較急，患者容易出現劇烈頭痛、頻繁噁心嘔吐，隨之而來會出現視力障礙，如眼花、暫時性黑，並有嗜睡或煩躁等症狀出現，同時還可能出現昏迷、驚厥，嚴重者還會出現偏癱、失語、腦疝等症狀。

如果血壓得到及時控制，上述症狀會有所好轉，並且不會留下後遺症。

3. 急性腎功能衰竭

儘管急性腎功能衰竭的發病率非常低，且目前醫學上針對此病可用血液淨化方法治療少尿、無尿、高血鉀，但仍是急性腎炎死亡的原因之一。

4. 細菌感染

急性腎炎患者的抵抗力特別低，因此極易產生繼發性感染，如肺部感染、尿路感染等。患者一旦發生感染，就要採取有效的治療方案，控制感染，以防加重病情。

二、慢性腎炎的併發症

1. 心臟損害

由於慢性腎炎患者一般伴有高血壓、貧血、動脈硬化等疾病，因此很容易使患者的心臟受損，誘發心臟疾病，如心臟擴大、心律紊亂等，嚴重時可出現心力衰竭等。

2. 合併感染

慢性腎炎患者因身體抵抗力差，容易併發感染，出現呼吸道感染、泌尿系統感染、腎功能衰竭和皮膚感染等。這些併發症的臨床表現不是十分明顯，而且治療起來也相當困難。

三、腎臟病綜合徵的併發症

1. 感　染

容易出現呼吸道感染、泌尿道感染、皮膚感染、原發性腹膜炎及結核感染。

2. 蛋白質、脂肪代謝紊亂

出現膽固醇、磷脂和甘油三酯的值升高，高脂加重腎小球進行性硬化及動脈硬化。

3. 血管栓塞

腎臟病綜合徵患者血栓的發生率較高，而且是嚴重的致死性併發症之一。主要表現為腰痛、腎區叩擊痛、肉眼血尿，嚴重者還可出現急性腎功能衰竭、肺栓塞及下肢靜脈血栓。

四、急性腎功能衰竭

患者容易出現血容量相對不足症狀，如伴有嘔吐、腹瀉、大劑量利尿等，這些都可能導致休克、營養不良及腎功能損傷（急性腎功能損傷、特發性急性腎功能損傷、腎小管功能損傷等）。

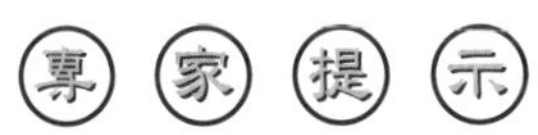

血尿是腎臟病患者最常出現的症狀。血尿分外科性血尿和內科性血尿兩種。那麼，怎樣鑒別這兩種血尿呢？目前，相差顯微鏡觀察尿紅細胞形態是一種方法。它是根據紅細胞大小是否一致，形態是否相似和細胞內血紅蛋白分佈是否均勻將血尿分為均一性和多形性兩類。

均一性紅細胞血尿表明血尿是由腎或尿路血

管破裂，血液直接進入尿液而產生的，為外科性血尿。多形性紅細胞血尿提示紅細胞經疾病腎單位而進入尿液，為內科性血尿。當然，這只是大概分類，具體到每個患者還要結合病情進行分析。

腎臟病會遺傳嗎？

很多人擔心腎臟病會遺傳，影響下一代的身體健康。雖然腎臟病的種類很多，但大部分腎臟病並不遺傳，只有小部分腎臟病會遺傳。

下面就介紹幾種具有遺傳性的腎臟病：

一、多囊腎疾病

多囊腎疾病分為成人型多囊腎及小兒型多囊腎。

1.成人型多囊腎

多囊腎的患者，雙側腎皮質和髓質常充滿很多薄壁的球形囊腫，此類囊腫為幾毫米至幾公分，看上去就像一串葡萄，其實它是某一節段或集合管或腎小囊囊腫、變形和擴大演變而來的。患者常常會感覺上腹部或腰背部疼痛，伴有血尿、無尿、腎結石、血塊梗阻、尿路感染、貧血及腎功能衰竭等疾病。成人型多囊腎疾病一般在成人40歲以後發病，常伴有肝囊腫疾病。

此類疾病會遺傳，因此成人尤其應該引起重視。

2.嬰兒型或兒童型多囊腎

這種疾病非常罕見，表現為患兒的腹部有腫塊，並且患有尿路感染。其中90%的患兒患有高血壓、發育不良等。75%的患兒在產後數小時到數天內死亡。渡過新生兒期的患兒15年的生存率僅為50%～80%。

二、遺傳性腎炎

遺傳性腎炎又稱Alport綜合徵，是一種相對常見的遺傳性腎臟病。它的遺傳與性別有關，母親得病會遺傳給兒子和女兒，父親得病則只會遺傳給女兒，不會遺傳給兒子。

遺傳性腎炎屬於遺傳性家族性疾病，大多起病隱匿，多數患兒在10歲以內起病，其中6歲以內起病者占70%。男女均可發病，通常男性發病較早，而且病情較嚴重；女性相對來說發病較晚，相比男性病情要輕。

遺傳性腎炎一般會出現「三聯症」。「三聯症」是指腎臟損害、耳部病變及眼部病變。

腎臟損害表現為：早期會出現持續性或再發性血尿，也會出現蛋白尿。發病早期腎功能正常，到了晚期則表現為尿毒症。耳部病變表現為：23%～75%的患者患有神經性耳聾。眼部病變表現為：斜視、眼球震顫、圓錐角膜、角膜色素沉著、球形晶體、白內障及眼底病變。此外，部分患者有智力遲鈍、血小板減少等症狀。

三、先天性腎臟病綜合徵

此種疾病較少見，屬常染色體隱性遺傳病，多在小兒出生後3～6個月發病，它具有腎臟病綜合徵的四大特點：

①大量蛋白尿，定量每日超過0.1克／公斤體重；②低蛋白血症，血清白蛋白<3克／升；③高膽固醇血症，血清膽固醇超過5.72毫摩爾／升；④全身水腫。此外還表現為發育緩慢，同時伴有鼻根部低凹、前額突出、囟門大等。該病預後不好，治療也很困難。近年來有人進行腎移植術，可以延長生命，有的患者可以存活20年。

幼兒患病後，要嚴格限制孩子的活動量，預防感冒，注意孩子的個人衛生，勤洗頭、洗澡，衣服也應經常換洗，且不宜吃多鹽食物和高蛋白食物。

另外，平時應注意觀察孩子的小便情況，如發現孩子的小便顏色有異常，應及時到醫院化驗。

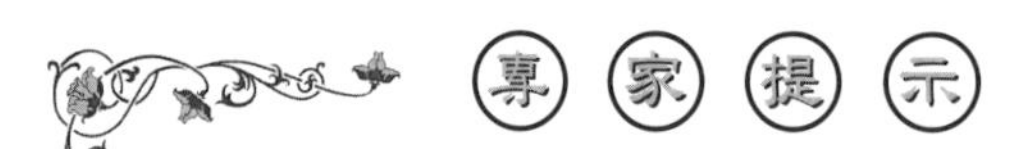

其實大家不必擔心，因為大部分的腎臟疾病是不會遺傳的，只有少數的腎臟疾病會遺傳，且是少之又少。但大人們也不能大意，在自己呵護腎臟的同時，千萬別忘了孩子。

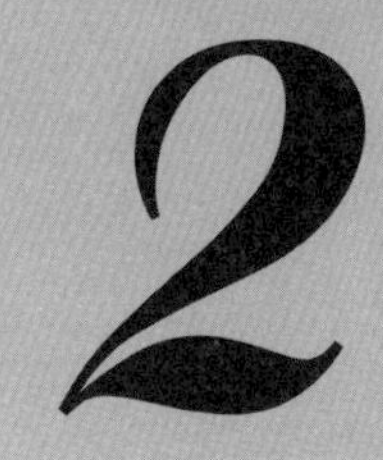

腎臟的保健從預防開始

近年來，腎臟病的發病率雖然呈逐年上升趨勢，但並不說明我們在腎臟病面前就無能為力。其實很大一部分腎臟病，多是由日常生活習慣引起的，只要我們改變不良的生活習慣，就可以預防腎臟病。遠離腎臟病，必須從預防開始。

健康測試

你腎虛嗎？

現代社會，生活節奏越來越快，人們整天忙忙碌碌，容易忽視身體的異常。請你做一做下面的小測試，檢測自己是否腎虛。

1. 小便是否無力、淋漓不盡？

是　　否

2. 取少許尿液倒入一杯清水中，水是否仍很清澈？

是　　否

3. 早晨起床，是否發現眼睛水腫？

是　　否

4. 坐或站超過1小時，是否感到腰酸腿疼？

是　　否

5. 是否出現牙齒鬆動、脫髮的症狀？

是　　否

6. 是否記憶力減退、注意力不集中？

是　　否

7. 是否正常飲水，卻發現夜尿頻繁，至少3次以上？

是　　否

8. 是否夜裏經常揉眼，即使睡著了，也不斷做夢？

是　　否

9. 是否發現食慾下降，即使是自己喜歡的飯菜也吃不了幾口？

是　　否

10. 是否發現沒有「晨勃」現象，而且性慾下降？

是　　否

注：答案為「是」得2分，答案為「否」得1分。

測試評析：

若你的答案在1～9分，說明你的腎功能還很正常，但也不能掉以輕心，要時刻注意保護好自己的腎臟。

若你的答案在9分以上，必須要當心。應及時到醫院做檢查，及時補腎、護腎。

遠離腎臟病，預防是關鍵

我們生存的環境，由於工業廢氣廢液的排放、人們對環境的破壞，致使環境污染相當嚴重。人們的生活壓力和工作壓力不斷增大，再加上諸多不健康的生活習慣，很容易導致身體生理功能紊亂、免疫功能下降。目前我國70%～80%的人處於「亞健康」狀態，如果不及時進行調整，就會引起多種慢性疾病，如心腦血管病、高血壓病、糖尿病、慢性腎臟病等，進而給家庭造成不幸。

世界衛生組織報告提出，影響健康的因素中，遺傳因素占15%，社會因素占10%，醫療條件占8%，氣候因素占7%，自我保健占60%。這就證明如果能及時調整自我保健，加強鍛鍊，就能預防疾病、保持身體健康。

俗話說：疾病要早防，防患於未然。對於各種疾病最好的治療方法就是預防。可是，平時生活中很多患者都不注意對身體的保養，當疾病降臨時，後悔已晚矣。

要知道，疾病一旦發生，人體內的平衡就會被打破，有些疾病還會迅速惡化乃至危及生命。一旦確認有病，任何高科技都不可能使患者恢復到得病以前的狀態，並且此時治療成本肯定會遠遠大於無病預防的成本。

因此，人們更應該將對疾病的注意力由偏重治療轉向積極預防和保健，由依賴醫院、醫生轉向積極地把握自己健康長壽的命運。任何疾病只要預防在先，發病的概率就會大大降低，甚至可以完全避免。所以，學習一些健康知識、做好自我保健是非常必要的。

為什麼慢性腎臟病不容易早期發現甚至漏診呢？

① 首先，慢性腎臟病可以完全沒有症狀或症狀不明顯，不易引起患者及家屬的注意，而且腎臟的代償功能極其強大，即使腎功能受損50%以上，患者仍可沒有症狀。

② 一些體檢或單位查體，通常不化驗尿及腎功能，容易漏掉此病。

③ 腎臟病高危人群缺乏進行尿常規、腎功能檢查的意識，初次確診高血壓、糖尿病等的患者，一般只應用降壓藥、降糖藥，未能及時檢查尿常規及腎功能。

④ 目前檢查腎功能的各種方法都存在一定局限性，缺乏早期敏感指標，不能更早地對慢性腎臟病進行診斷。

⑤ 由於目前看病難，對群眾進行的科普宣傳還比較薄弱，使部分人未能及時就診。

像高血壓、糖尿病、高尿酸、痛風等，患病時間久了就可能影響腎臟，有的甚至發展成腎功能衰竭。此外，一些感染和服藥不當也會導致腎臟病。

腎臟病是一種病程長的頑症，一旦得了腎臟病，尤其是慢性腎臟病，治療起來是很困難的。正因為腎臟病如此頑固，我們就更應該做好預防工作，免得發現已患有腎臟病時，悔之晚矣。

當然，看似無處不在的腎臟病雖然可怕，但只要及早發現並進行治療，發展至腎功能衰竭的概率就會大大降低。為此，國際腎臟病學會呼籲人們，對於腎臟病要「及早預防，及早診斷，及早治療」。

很多健康意識較強的人都會定期進行體檢，這就大大降低了患上各種慢性疾病的可能性，特別是尿常規檢查，對預防腎臟病的發生有很大幫助。

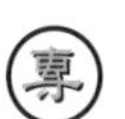

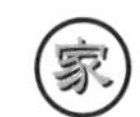

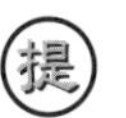

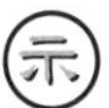

糖尿病容易引起許多慢性併發症，其中又以糖尿病腎病最為嚴重。糖尿病腎病重在預防，最重要的是糖尿病患者要堅持長期將血糖控制在接近正常的範圍內；其次應定期檢查小便，做到早發現、早治療。

你知道嗎？

可樂危險！可能會導致腎臟病

有很多人鍾愛可樂。殊不知，可樂會傷害我們的腎臟。

可樂的含糖量非常高，相當於十塊方糖。此外可樂還含有大量的磷酸鹽類，這種物質會誘發腎結石和其他腎臟疾病，所以可樂喝得太多，勢必會傷害我們的腎臟。

因此，為了腎臟的健康，廣大讀者喝可樂時，一定要適量。

定期檢查，防患未然

儘管現今社會，人人都很關心健康，但對疾病的預防還是沒有給予足夠的重視。研究表明，在居民家庭的各項生活支出中，預防性體檢普查的部分僅為0.3%。 事實上，在預防上每投入1元錢，就能節省8.95元的醫療費用，「輕預防」最終可能會讓我們付出沉重的代價。

近幾年來，腎臟病患者越來越多，有一部分腎臟病因為沒有症狀，早期時難以覺察，當出現明顯不適再去醫院檢查時，病情已經嚴重惡化，已發展到腎功能不全，甚至是尿毒症期。

目前預防醫學已經越來越發達，據統計顯示，每年透過健康普查，無症狀血尿檢查率高達2.5%～13%。由此可見，日常體檢對預防腎臟病所起的重要作用。腎臟是人體非常重要的器官，所以大家應該定期進行體檢，早做檢查保健康。

預防腎臟病應在日常生活中進行，瞭解一些腎臟病的常見症狀，多觀察，確定身體的健康狀況。以下為你提供了3個簡便、易於操作的早期判斷腎臟病的方法：

(1) 腎臟病變早期會在尿液中表現出來，發現夜尿頻多、尿中有泡沫或是顏色變深的症狀時，就應該及時就醫。

(2) 如發現有眼瞼或下肢水腫，青年人患有高血壓、腰酸痛、貧血等情況，也有可能是腎臟病的徵兆。

(3) 已婚女性反覆發作的尿頻、尿急、尿痛、尿中有白細胞，如果遷延不癒，就會造成腎間質損傷，甚至導致腎功能衰竭。因此，也要早發現、早治療。

當然，對腎臟病的診斷不能只看臨床的症狀，也要經過幾項腎臟病的常規檢查。

一、尿常規檢查

尿常規檢查是確診是否患有腎臟病的一項重要檢查。它簡單、方便，能及時發現病魔的蹤跡，使腎臟病得到及早發現並獲得及時的治療。建議健康人每年做1次尿常規檢查；高危人群，如伴有糖尿病、高血壓、有腎臟病家族史或長期應用藥物史的人則要增加尿監測頻率，做到每3～5個月尿檢1次。

尿常規檢查可以幫助醫生瞭解患者是否存在血尿、蛋白尿、管型尿、低比重尿、尿糖及細胞成分，是瞭解泌尿系統有無病變、病變性質及程度的最簡便的檢查。

二、尿紅細胞形態檢查

如果發現尿異形紅細胞含量>80%，應考慮血尿來自於腎小球。

三、血清的肌酐濃度及腎小球濾過率

醫生可以根據血液中的肌酐濃度、性別、年齡、體重、身高，綜合起來評價腎功能。血液中的肌酐指標：

①男女不一樣。男性的肌肉比女性多，男性的血肌酐就應該高，如果女性的血肌酐和男性一樣高，那麼可能女

性的腎功能已經不是很好了。

②年紀大的和年紀輕的不一樣。年老的人，肌肉減少了，肌酐就不應該高。如果年老的人的肌酐和年輕人一樣，就說明年老的人腎功能可能不好。

③健壯的人和瘦弱的人不一樣。健壯的人肌肉比較發達，肌酐就會高一點，瘦弱的人肌酐就應該低一點。

根據血肌酐值及性別、年齡即可根據公式計算出腎小球濾過率。

四、肌酐清除率是反映腎小球濾過功能的檢查方法

正常值：80～100毫升／分

五、24小時尿蛋白定量

正常值<0.2克／天。該檢查比尿常規中尿蛋白檢查更為準確，因而能更好地反映病情。

六、尿微量白蛋白定量

就是檢查尿中微量白蛋白的排出率，正常值＜20微克／分或＜30微克／天。若結果為20～200微克／分或30～300微克／天，則可確定為微量白蛋白尿，是判斷早期腎損害的敏感指標之一。對於高血壓、糖尿病、反覆長期尿路感染、藥物中毒等患者應定期檢測尿微量白蛋白，以便儘早發現疾病、及早治療。

七、尿低分子蛋白

尿低分子蛋白包括β_2－微球蛋白、α_1－微球蛋白、

轉鐵蛋白、輕鏈蛋白等。

尿低分子蛋白是一組能夠經腎小球自由濾過，而在近端腎小管全部重吸收的蛋白，此組蛋白尿排出量的增加是腎小管功能受損的標誌。常見於各種腎小管間質性腎炎。如慢性腎盂腎炎、高血壓性腎損害、尿酸性腎病、腎小管酸中毒、藥物性腎損害等。

八、尿滲透壓

正常值為600～1400毫摩爾／升。尿滲透壓測定值較尿相對密度更可靠，其水準降低表示腎小管濃縮功能的減退。

九、清潔中段尿細菌培養及藥物敏感試驗

可以幫助醫生瞭解泌尿系感染的病原菌種類，為臨床選用抗生素提供依據。

十、尿液病理檢查

瞭解有無泌尿系統腫瘤以及腫瘤細胞的分類。

十一、泌尿系B超檢查

可以瞭解腎臟大小、形態，有無結石、腫瘤、囊腫、腎盂積水、尿路梗阻、先天畸形等。

十二、腎圖和腎動態影像

可以幫助患者瞭解左、右兩腎分腎的腎臟血流量、腎小球濾過率、腎臟排泄功能以及指示有無腎動脈狹窄等。

十三、靜脈腎盂造影

可以幫助患者觀察泌尿系統各血管的結構和功能，瞭解尿路的病變特點和性質。

十四、腎臟CT和磁共振成像（MRI)

MRI解析度高，對人體損害極輕，這是它的優點。這種方法能查出普通X光不能檢查出的細小鈣化、結石；確定腎臟病變的部位、性質或先天性發育異常；輔助診斷腎腫瘤、腎結核、腎囊腫等。

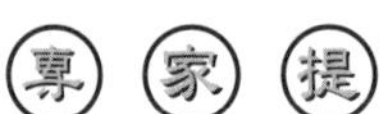

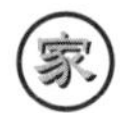

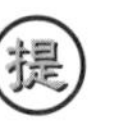

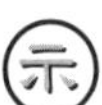

頭髮乾枯的人，也要去檢查腎臟。因為髮是血之餘，腎臟有病、貧血了，頭髮就乾枯了。在診斷的時候，醫生也可以從頭髮的光澤來辨別腎臟病患者患病時間的長短，發質乾枯的說明病程已經較長，尚有光澤的說明病程還較短。

你知道嗎？

腎臟病患者檢查時的注意事項

1. 正確留取送檢尿液。

(1) 做尿檢最好趕在早上，留取新鮮的晨尿，因為晨尿的尿檢陽性率較高。

(2) 留取的尿液要及時送到檢查室，以防止尿液污染，影響化驗結果。

(3) 留取尿液的過程中，要注意衛生，儘量減少對尿液的污染。

(4) 做尿檢前不要使用抗生素，以免影響檢查結果。

2. 如果做血液檢查，一般早上檢查效果最佳。同時為了確保檢查結果，應當禁止進食和飲水。

3. 如果患者需要做CT、磁共振等檢查項目時，一定要記住不要攜帶金屬物品、無線電類、手機等。如果患者佩戴有心臟起搏器，檢查之前應該和醫生進行良好的溝通。

4. 患者在做腎圖檢查前，一定要先排淨小便。此外，不可飲用茶和咖啡，也不要服用利尿劑。

呵護腎臟從點滴做起

要想使腎臟保持健康，就要採用科學的方法，做好腎臟病的預防工作。專家提醒——呵護腎臟從點滴做起。

一、鍛鍊身體，強健體魄

體育鍛鍊等於為健康投資。參加有氧運動，適當鍛鍊身體，在陽光下多做運動做至出汗，可幫助人們排除體內多餘的酸性物質，從而起到預防腎臟病的作用。

二、調節心情，樂觀減壓

我們應時時警惕腎臟病的發生，但如果不小心得了腎臟病，也不必悲觀，應消除對疾病的恐慌心理，保持良好的心情，不要有過大的心理壓力。

因為壓力過重會導致酸性物質的沉積，影響代謝的正常進行，而適當的調節心情和減輕自身壓力可以保持弱鹼性體質，從而預防腎臟病的發生。

三、生活規律，疾病跑光

生活習慣不規律的人，如徹夜唱卡拉OK、打麻將等，都會加重體質酸化。

所以，我們必須養成良好的生活習慣，才能增加人體對疾病的抵抗力，減少患病的機會，從而使腎臟病遠離自己。

四、有病早治，不亂吃藥

咽部、扁桃體等發炎為鏈球菌感染時，需立即根治，應用抗生素治療要徹底，不可半途而廢，否則鏈球菌感染容易誘發腎臟疾病。需要注意的是，止痛劑會損害腎臟，如要長期使用請遵循腎臟專科醫師的醫囑服用。

五、暴飲暴食，有害腎臟

人體一次吃下大量的食物，最後的代謝產物

尿酸及尿素氮等皆需由腎臟排出，故食物過量將增加腎臟的負擔，對腎臟造成損害。

六、定期體檢，身體健康

很多腎臟病是在體檢時發現的，因此必須充分重視體檢。查尿常規可以瞭解腎臟病的情況，因此每半年就必須做一次尿液篩檢、血壓檢測。

七、血壓、血糖、血脂要控制得當

長期的高血壓會不停地破壞腎臟的微細血管，導致腎衰竭，這在臨床上很常見。因此如果有高血壓，應將血壓控制在正常範圍內。另外，糖尿病患者的血管會慢慢硬化，尤其是末梢血管硬化得更快。糖尿病患者發病10年後，100%會出現腎臟受損情況，如血糖控制良好，將減少和推遲糖尿病腎病的發生和發展。

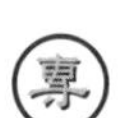

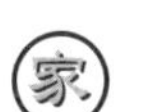

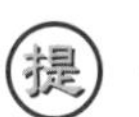

示

菸、酒都是典型的酸性物質，毫無節制地抽菸、喝酒，極易導致人體的酸化，使得腎臟病有機可乘。

中老年男性護腎迫在眉睫

腎臟是維持人生命的重要臟器，也是較早衰老的器官。臨床觀察發現，正常人在40歲以後，每年約有1%的腎小球會發生硬化。腎臟也開始逐漸縮小，功能隨之下降，90歲時人的腎功能僅為年輕時的50%。

近年來，隨著社會的進步和生活水準的提高，我國老齡化進程不斷加速，老年慢性腎功能不全患者不斷增加。在健康體檢中發現，老年人患有各種腎臟病者高達17.6%；在住院患者中，患泌尿系統疾病的老年人占3.5%～6.5%。老年性腎臟病是自然衰老性腎臟病，如蛋白尿、腎正常萎縮、尿頻、尿急，若在此基礎上發展，則屬於難治性腎臟病。

調查顯示，40歲以後的男性腎臟病患者要遠遠多於女性患者。中醫認為，隨著年齡的增長，男性腎中精氣逐漸虛損，腎的主水功能失常，進而影響尿液的生成和排泄，就會出現尿少、水腫、小便無力、夜尿多、尿後餘瀝不盡、遺尿等症狀。

男性腎臟病的高發除生理原因外，與吸菸、應酬過多以及生活壓力大也有很大關係。有研究顯示，吸菸者患腎臟病的危險是不吸菸者的兩倍，且吸菸時間越久、吸菸量越大，危險性越高，原因與菸草中的多種有毒物質對機體的慢性刺激有關。此外，男性因工作原因應酬較多，長期的高脂肪、高熱量飲食不僅會使肥胖、高血壓等疾病出現，還會增加患腎臟病的概率。

因此，專家建議40歲以上的男性，要從生活點滴做起，養成科學保護腎臟的好習慣。

一、定期檢查

要想早期發現腎臟病，年過40歲的男性就要堅持每年進行腎臟B超、尿常規、腎功能檢查，尤其有不良生活方式和家族腎癌病史的男性更要注意。臨床上，有50%的早期無症狀腎癌是通過體檢被發現的。

二、40歲後不憋尿

尿是腎臟代謝的產物，腎臟以排尿的方式排泄體內代謝廢物和有毒物質。

如果總是憋尿，膀胱的壓力會增大，一方面使尿液反流，另一方面易使細菌繁殖上行，勢必損傷腎小球，使腎功能受損，甚至引起腎功能衰竭。

三、減少鹽的攝入，飲食宜清淡，平衡膳食

隨著年齡的增長、腎臟排泄廢物的能力下降，若大量食用動、植物性蛋白質，勢必會使體內生成的含氮廢物增多，就會大大加重腎臟負擔。

四、保持健康體重

調查表明，隨著男性腰圍的增大，其患腎臟病的危險也會增加。因此，維持正常體重是男性保護腎臟功能正常的一個重要因素。因此男性就要避免感冒，吸菸、飲酒要適量，更不可酗酒。

五、多吃含亞麻油酸的食物

現代醫學研究顯示，前列腺系統對於維持腎臟功能具有重要作用，而亞麻油酸可促使前列腺素合成，因此，日常飲食中要常吃富含亞麻油酸的食物，如核桃、花生、芝麻等，平日烹調時多用葵花子油、橄欖油等，對於保護腎臟功能也有積極作用。

六、控制糖和鹽的食用量

中老年人每日食用的蔗糖量不要超過30克，吃過多的糖會刺激人體內胰島素水準升高，使血管緊張度增加，腎動脈痙攣，從而加速腎臟腎小球的硬化。

另外，每日食鹽宜控制在4～6克，吃過多的鹽會導致血容量增加，使細胞水腫、腎小球硬化、腎臟功能受損。

七、注意腰部保暖及運動

腰部很脆弱，經不得風吹，腰部受涼必定會傷到腎臟，因此無論是烈日炎炎的夏天還是寒氣逼人的冬天，都要給腰做好防寒措施。此外，還需要經常活動腰部，這樣才能保證腰部的血液循環暢通，使腎氣得到不斷充養。

專 家 提 示

滿世界的廣告都在宣傳「十男九虛」、「疲勞就是腎虛」，使得不少疲於生計的中年人總覺得自己腎虛。那麼，到了中年就一定得補腎嗎？專家提示，大多數人的「虛」都是心理壓力大造成的，疲勞、年齡都不是界定補腎的標準。

你知道嗎？

補腎！當心廣告欺騙

通常情況下，腎功能不好的人，夜尿多，常常頭昏眼花、腰痛腿軟、眼圈發黑，容易脫髮。若中年人出現腎虛就是一種未老先衰的表現。

現在滿大街都是鋪天蓋地的補腎藥品廣告。藏藥、苗藥比比皆是，銷售商把這些產品吹得如神丹妙藥般神奇。一些人禁不住他們的忽悠，盲目購買一些補藥開始進補。其實，這些藥非但對補腎沒有療效，相反有些藥品還會損害我們的腎臟。

是否腎虛，腎虛到什麼程度，必須請專業的醫師進行診斷。任何補腎藥品，都必須在專業人士的指導下服用，否則就會得不償失，後患無窮。

健康女性從補腎開始

現實生活中，有相當大一部分人認為補腎是男性的事，和女性沒有關係。可俗話說「男怕傷肝，女怕傷腎」。補腎，女性也不能忽視。如今的女性，已用自己的雙手撐起了半邊天，她們同樣面臨生活和工作的壓力；再加上辦公室普遍用空調導致空氣乾燥渾濁，以及女性自身的免疫力低和生理特點的關係，導致青年女性中腎臟虛弱、出現炎症的比例越來越高。資料顯示，女性腎盂腎炎的患者是男性的8倍，狼瘡腎炎的患者是男性的9倍。

中醫認為，就補腎而言，女性比男性更重要。因為女性有經、孕、產、乳、帶的獨特生理特點，女性天生就是腎臟類疾病的高發者。另外，現代女性生活壓力大，外加女性容易多愁善感，如果長期處在鬱悶的心情下，機體的免疫力也會受到影響，腎臟可能因之而逐步出現虧損。女人若腎虛易導致內分泌紊亂、造血功能下降、氣血兩虧、萎靡不振甚至百病纏身！所以，有意識地補腎、護腎、養腎，對於女性來說至關重要！

腎是女性美麗與健康的發源地，因此女性要及時、正確地養腎、補腎。只有正確調控日常飲食，保養好脾、腎，時時預防腎臟病的發生，才能使女性明豔照人，擁有健康、幸福的生活。

女性可以採取以下辦法來補腎：

(1) 冬季天氣乾燥，要適當打開窗戶通風、注意環境及個人衛生、多喝水，防止腎陰虛。

(2) 要防止過度勞累，同時要加強內心修養，防止情緒變化激烈。

(3) 經常活動腰部，使腰部氣血循環暢通，腎氣得到不斷充養。適宜的運動能改善體質，促進營養物質的消化吸收，從而使腎氣得到鞏固。

(4) 多吃清涼食品及含鐵、蛋白質的食物，如木耳、大棗、烏雞、韭菜、海參、人參等。

(5) 自我按摩腳心。腳心的湧泉穴是使濁氣下降的地方，經常按摩湧泉穴，可益精補腎、強身健體、防止早衰。

(6) 未經專業醫生診斷，不要濫服、過量服用保健品，以免破壞人體內部的平衡，從而引起腎臟功能的減退。

(7) 婦女懷孕前最好檢查有無腎臟病，如果有要及時與腎科醫師研討。否則，盲目懷孕，腎臟病可能很快惡化，進而引起腎功能不全。

(8) 每年定期查尿常規、腎功能及B超，以便對腎臟疾病做到早發現、早治療。

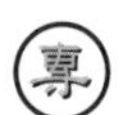
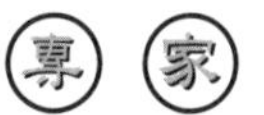
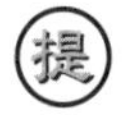
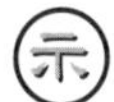

女性是腎陽虛的高發人群，這是因為女性體質較弱，容易出現夜尿頻多、畏寒肢冷、手腳冰涼。調補腎陽能增強女性的體質，全面改善女性腎陽虛的症狀。

你知道嗎？

女性腎虛的症狀

1. 當體質下降時，腎氣出現虛虧，膀胱會表現出氣化無力，從而導致女性出現尿頻。

2. 腎臟功能的好壞主要表現在頭髮上。頭髮柔韌有光澤，說明腎臟健康；頭髮易斷、沒有光澤、容易脫落，尤其是清潔的時候，更是大把大把地脫落，則是腎虛的典型症狀。

3. 中醫理論中黑色代表腎，眼圈黑就表示腎虛。腎虛的人，體內的水分代謝往往會受到阻礙，因此容易使眼睛（周圍）黑色素堆積，形成黑眼圈。

4. 女性天生就怕冷，如果女性腎陽不足，就更易怕冷，主要表現為手腳冰涼。

5. 腎虛會導致身體無緣無故發胖。

6. 腎虛的女性，會出現失眠、健忘、情緒緊張等症狀。

7. 腎血不足，還會導致氣血失和、沖脈任脈功能失常、月經不調等。

補腎需理智，切忌盲目

人到了中年，尤其是很多男性朋友，就會有意無意地把「中年」和「開始衰弱」畫上等號，於是盲目補腎。其實，現在人們生活水準大大提高了，身體所需的營養也都能跟得上，體質也變強了，腎虛也在逐漸減少。

一、男人都需要補腎嗎？

生活中有很多人發現自己腰疼了、記憶力減退了、性功能低下了……就開始憂心忡忡，很快便把自己劃到「腎虛」的行列，於是大把大把地吃補腎藥。這樣不但補不了腎，還會給腎臟平白無故地加重了排毒負擔。長此以往，我們的腎臟能承受得住嗎？

那麼，我們何時才應該補腎呢？

下面我將給出答案：

(1) 夜尿增多，在正常飲水情況下，夜裏起夜 3 次以上。

(2) 小便時不順暢，尿後常感覺沒有排泄乾淨。

(3) 清晨起來面部發生水腫，中午過後下肢會水腫。

(4) 時常會有頭暈、耳鳴等感覺，而且聽力逐漸減退。

(5) 精神萎靡，做什麼事情都提不起興趣，不願意思考問題。

(6) 腰膝酸軟，雙腿無力，不能久坐或久站。

(7) 記憶力下降，常常提筆忘字；話到嘴邊，就是想不起來；撿起這樣忘那樣。

(8) 容易疲勞，但時常失眠，而且夜裏多夢。

(9) 對性生活提不起興趣，並且性生活品質也會相應下降。

(10) 每日的排尿量有所變化，或多或少。

二、補腎也要走出誤區

誤區一：腎虛吃什麼藥都一樣

有些人覺得自己腎虛了，於是買來大量的補腎藥，根本不管自己是哪種腎虛，認為反正都是治腎虛的，吃什麼都一樣。有這種想法的人就大錯特錯了。

在我國古老的中醫學中，腎虛分為腎陽虛和腎陰虛，不同類型的腎虛，表現出來的症狀也不一樣。

拿腎陽虛來說，一般患者會出現五大症狀：神疲倦怠、腰背酸痛、氣短乏力、畏寒肢冷、夜尿頻多。腎陰虛的典型症狀是：口乾舌燥、五心煩熱。這些症狀都不一樣，所以在選擇補腎藥的同時更應該注意選擇適合症狀的補腎藥。如果該補「陰虛」的時候補了「陽虛」；又或者該補「陽虛」的時候補了「陰虛」，人體平衡都會受到破壞，這樣根本達不到補腎的目的，反而會越補越糟，嚴重的還會引起其他疾病。

誤區二：補腎其實就是壯陽

目前市場上很多補腎藥的廣告常常誤導消費者，讓消費者誤認為補腎藥是「壯陽藥」，以為「一吃就靈」。中醫學中的補腎涵蓋了很多方面，它包括人體的生殖、泌尿、神經、骨骼等系統的各個組織、器官，性功能減退只是其中一個方面。

性學家指出，心理因素對性功能的影響遠遠大於藥物，要改善性功能，提高性生活品質，光靠藥物是不行的。感情才是最好的藥，夫妻應該多進行情感交流才能改善性生活。

誤區三：補腎與女性無關

很多人以為，補腎只是男性的事，和女性無關，其實這種想法存在很大的偏見。由於女性具有特殊的生理現象，如經期、白帶、孕育、生產、哺乳等，這些現象都與女性的腎中精氣有著密切關係。女性只有腎氣旺盛，外表才能容光煥發。

尤其是中年女性，患腎虛的概率相當高。一些被歸為婦科病的症狀其實也與腎虛有關，如常見的腰膝酸軟、五心煩熱、頭暈耳鳴、失眠健忘、盜汗、經少、經閉等都是腎陰虛的表現。因此，女性的腎臟需要更好地呵護。

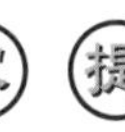

專家提示

大家一定要對鋪天蓋地的補腎藥提高警惕，一定要確定自己是否應該補腎。另外「是藥三分毒」，盲目補腎，不但身體吸收不了，還會引起副作用，危害我們的健康。

你知道嗎？

藥補不如食補

為了補腎，很多人買來大量的補藥。更有甚者，輕信「吃什麼補什麼」，許多人毫無顧忌地吃起動物內臟來。要知道，補腎藥對脾胃不好的人傷害比較大；食用大量的動物內臟，勢必會對腎臟造成一定的損害。

那麼究竟該如何補呢？人們常說藥補不如食補。我們常吃的很多食品就有補腎的功能，如豬腎、牡蠣、核桃、海參、蝦、動物肉類、雞蛋、骨髓、黑芝麻、櫻桃、桑葚、山藥等食物都有不同程度的補腎作用。

值得注意的是：任何一種食物的食用量都不可過量，否則就會過猶不及。

呵護腎臟的春季攻勢

慢性病的形成絕不是一朝一夕的，正所謂「冰凍三尺，非一日之寒」。當然，一旦得了疾病也不能一天就治癒。老百姓常說的「病來如山倒，病去如抽絲」就是這個道理，因此對於自己的身體我們要時刻留意，對腎臟的呵護也是同樣的道理。

春天是萬物復蘇的季節，此時的大自然進入了繁殖期，我們身體的各種功能也逐漸恢復旺盛，此時加強對腎臟的呵護，會起到事半功倍的效果。

一、合理膳食

(1) 一日三餐定時定量，不可吃得過飽，同時還需注意鹽、蛋白質等物質的攝入量。飲食清淡，遠離過於辛辣、油膩的食物，以免損害腎臟。

(2) 食用一些具有保護腎臟和利尿作用的食物，如瘦肉、胡蘿蔔、冬瓜、柑橘、乾果等。因為這些食物中含有豐富的蛋白質、維生素、鋅等微量元素，可以有效地提高身體免疫力。

(3) 保持食物酸鹼平衡。尤其是老人，最好食用一些偏鹼性的食物，如牛奶、豆製品、蘿蔔、馬鈴薯、南瓜、西瓜、香蕉、蘋果等。

(4) 保持體內充足的水分，多吃一些含水分較多的水果和蔬菜。另外必須給身體補水，每天的飲水量不得少於2000毫升。

二、生活起居

(1) 適當地進行體育鍛鍊可以增加抵抗力、提高自身的免疫力，這是預防疾病的重中之重。

(2) 生活要有規律，早睡早起、按時起床、按時睡覺，避免過度疲勞，切莫熬夜。

(3) 確保每天正常的排尿量，這樣才能保證把體內的毒素順暢地排出去，減少細菌繁殖的機會。

(4) 保持大便通暢，對保護腎臟、減輕腎臟負擔十分有益。

(5) 在春季，老年人或曾患有腎臟病的患者一定要注意根據天氣的冷暖增減衣服，儘量少去公共場所，避免患上流感等疾病，否則不利於腎臟的健康。

(6) 多到室外走走，多呼吸新鮮空氣，勤開窗戶，給室內通風，保證空氣流通。

三、衛生調理

(1) 晚上睡前宜用溫水清潔外生殖器及肛門周圍。

(2) 注意個人衛生，勤換內衣，勤洗澡。

四、調節心情

保持良好的心態，避免過度興奮或過度悲傷。情緒低落時，能夠自己安慰，消除煩惱。

俗話說「一年之計在於春」，春天是呵護腎臟的大好時機，因此，在春天來臨之際，您不妨試著從上述幾個方面對腎臟進行保養，何樂而不為呢？

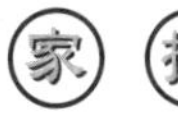

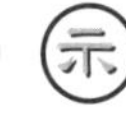

據有關研究結果顯示，約10名成年人中就有1人患有某種腎臟疾病，因此對於腎臟的呵護

我們勢在必行。春天是腎臟疾病的高發期，所以必須在春季加強對腎臟的保護，確保它的健康。

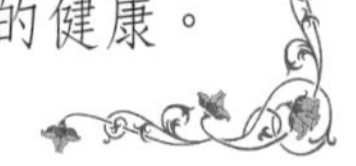

你知道嗎？

夏春季補腎需要注意的事項

我國古老的養生學認為，大自然具有春生、夏長、秋收、冬藏的規律。春天是萬物復蘇的季節，因此我們補腎必須從養生學的角度考慮，只要順應天時，就會取得事半功倍的效果。

但是補腎不可操之過急。許多人在吃補腎藥品時，見這種藥療效不好，就換另一種藥，走馬燈似的吃了很多種藥，也花費了不少金錢，結果卻沒有好轉。其實，補腎是一個長期的過程，千萬不可急於求成，希望一蹴而就，結果反而適得其反。

夏季補腎正當時

夏季氣溫驟升，是一個病毒繁多的季節，再加上人體運動量增大，新陳代謝加快，機體的免疫力會隨之下降。如果這時候對腎臟的保養不當，很容易使腎臟受到損害。因此，補腎千萬不能忽略夏季。

一、游泳時應注意衛生

火熱的夏天，人們都喜歡通過游泳解暑，可當你沉浸在解暑的快樂中時，不知不覺也給腎臟功能帶來了隱患。大多數人游泳都是在游泳池中，殊不知游泳池裏是不動水，再加上游泳的人多，很容易把細菌帶入我們的尿道，引起感染，從而引起腎盂腎炎。

尤其是女性，受感染的概率更大。所以喜歡游泳的朋友，在選擇游泳地點時一定要注意，既不可在不活動的水中嬉戲，更不可以去有污染的江、河中游泳。

二、適當飲水

夏季人體不斷出汗，對水分的消耗特別大，因此夏季人們的飲水量要大大增加。但面部水腫的人飲水時一定要適量，在水腫消除後才可以適量增加飲水量。

三、注意飲食

夏季氣溫高，食物如果保存不好很容易變質，因此夏天人們必須妥善保管食物，變質、發黴的食物一定不要吃，否則會引起腸炎等腸道疾病，進而加大腎臟的負擔。

四、清涼適度

冰鎮西瓜、飲料、雪糕……凡是清涼的食物都受到夏天裏人們的寵愛，可大量食用過於涼的食物，會傷到脾胃，而腎臟的營養都是從脾胃中吸收的，如果脾胃受到損傷，就會傷及腎。因此，夏季補腎，可要當心過度清涼的飲食傷及脾胃。

五、慎用補藥

一般情況下，大多數補腎藥都含有燥熱成分。夏季腎臟容易上火，進而損傷氣血，如果服用了含有燥熱成分的補品，則會加速腎精虧損。

因此，夏季人們在選擇補腎藥品的時候，一定要以平和的補藥為主，這樣才能起到補腎的效果。

夏季是人體出汗多、體力消耗最大的一個季節，也是腎臟最容易上火的季節。如果能在夏季對腎進行正確的補養，就為秋、冬兩季的補腎工作打下堅實的基礎。

冬季護腎有妙招

俗話說「冬令進補，三春打虎」，因此「養腎防寒」也成為冬季養生的一件要事。冬季是補腎的大好時機，主要有以下兩個方面的原因：

其一，我們通常食用的補腎補品，多數都屬溫性的，恰好冬季寒冷，所以非常適合在冬季食用，而且這些藥品也容易被人體吸收，能夠起到很好的療效；

其二，由於冬季氣溫低，補腎藥品容易保存。

下面就給您介紹幾個冬季護腎的妙招。

一、冬天要保暖

進入冬季，由於氣溫低，血管很容易收縮，血壓也會躥升，小便量會大大減少，血液凝聚力也會變強，這些現象都會給腎臟發出「紅色信號」。因此，冬季裏一定要做好防寒工作，尤其應該注意足部、背部的保暖。由於我們的雙腳離心臟最遠，腳底的血液供應相對較少，流動也相對緩慢，因此腳在冬天非常容易受寒。而腳底受寒會導致腹瀉、月經不調、陽痿等症狀。

另外，背部的保暖也非常重要，因為膀胱的經脈會流經背部，如果背部受涼，寒氣很容易侵入到膀胱，而腎臟與膀胱互為表裏，兩者稱得上是「一榮俱榮，一損俱損」。膀胱出現問題，勢必會對腎臟造成影響。

二、預防感冒

冬季，室內和室外溫差大，稍有不注意，就容易患上感冒。如果不小心患了感冒一定要及時進行治療。如果感冒反覆發作，或感冒後出現血尿、血壓升高、面部水腫或小便有泡沫等症狀時，一定要及時到醫院檢查。

三、當心扁桃體炎

如果您咽部或扁桃體遭到鏈球菌感染，一定要及時治療，並且務必根治，否則極易導致腎炎。

四、適當排尿

冬季天氣冷，穿衣服多，去小便很麻煩，所以很多人就憋尿，這樣就會增加腎臟負擔，引起腎盂和腎實質發炎。

五、合理膳食

冬季應該格外注意膳食的營養結構，應該多食用一些熱量高、營養豐富、滋潤作用大的食物，如肉類、蝦仁、栗子、胡桃仁等。

六、生活有規律

生活起居上要注意保證睡眠。外出活動的時間以在太陽出來後為佳（尤其老年人）。

七、適當運動

鍛鍊身體是不分季節的，冬季同樣可以進行鍛鍊，比如跑步、打太極拳、練氣功等，身體條件好的還可以冬泳。這樣既能養筋健骨、舒筋活絡、加速血液流通，又能增強自身抵抗力。

八、調養精神

冬季更應該注意精神的調養，及時調整不良情緒，保持心態平和，以減輕腎臟的負擔。

九、控制糖尿病和高血壓

冬季血壓容易升高，升高後極易造成血管硬化，而腎臟就是由數百萬個微血管球組成的，如果血壓控制不好，勢必會損害腎臟。因此冬季一定要注意控制血壓。

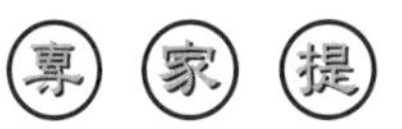
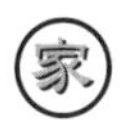
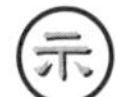

專家提示

冬天最脆弱的部位是腎，因此進入冬季後，我們要及時補腎，正確補腎，才會使我們的身體恢復活力。

你知道嗎？

冬季補腎冷熱有度

1. 做好保暖，早睡晚起

冬季養腎，首先要遵守冬季起居養生法則，即：早睡晚起，等太陽出來以後再活動，避寒保暖。在寒冷的冬季，保證充足的睡眠時間尤為重要。

因為冬季晝短夜長，人們的起居也要適應自然界變化的規律，適量地延長睡眠時間，這樣才有利於人體陽氣的潛藏和陰精的積蓄，以順應「腎主藏精」的生理狀態。

2. 冷水洗臉

這裏的冷水指的是水温20℃左右的水，可以直接用來洗臉。冷水洗臉，可提神醒腦，特別是早晨用冷水洗臉對大腦有較強的興奮作用，可迅速驅除倦意，振奮精神。冷水洗臉，還可以使面部和鼻腔的血管收縮，受刺激後的血管又會反射性地擴張，起到一定的美容作用。

此外，冷水還能促進面部的血液循環，增強機體的抗病能力。

3. 溫水刷牙

溫水是指水溫在35℃左右的水。口腔內的溫度是恒定的，牙齒和牙齦在35℃左右溫度下才能進行正常的新陳代謝。如果刷牙或漱口時不注意水溫，經常給牙齒和牙齦以驟冷驟熱的刺激，可能導致牙齒和牙齦出現各種疾病，使牙齒壽命縮短。

4. 熱水泡腳

熱水是指水溫在45～50℃的水。足部位於肢體末端，處於人體的最低位置，離心臟最遠，血液循環較差，最易受到侵害，所以每晚用熱水洗腳，可以促進全身的血液循環，增強機體防禦能力，消除疲勞和改善睡眠。

肥胖──腎臟病的危險因素

肥胖可導致腎臟病已經被證實了，醫學專家指出肥胖者患腎臟病的概率比一般人高50%。這是因為：一方面，肥胖者本身容易患腎臟病；另一方面，肥胖者患有高血壓、糖尿病等慢性病的概率高，若這些慢性病得不到有效的治療，會間接引發腎臟病。而體重較高的人群中，尤其是腰圍粗的人要注意；這類人多為內臟性肥胖，更容易導致腎臟損害。

肥胖引起腎臟損傷的過程非常緩慢，而且發病症狀也比較隱匿，因此常常被誤診，加上人們還沒有對肥胖能引起腎臟病加以重視，所以兩者之間的關聯也往往被人們忽略了。

與肥胖相關的腎臟病常常表現為蛋白尿、高血脂症、高血壓、腎臟肥大……後期可發展為腎衰竭。

那麼肥胖相關性腎病是如何引發的呢？以下介紹一下肥胖相關性腎病的發病原因：

(1) 肥胖者腎包膜下被脂肪緊緊包裹著，其中會有一部分脂肪向腎實質內滲透，對腎臟進行擠壓，會導致腎組織局部缺氧性損傷。

(2) 肥胖者常有高血壓、高血脂及胰島素抵抗等症狀。這些症狀都會影響腎臟血流動力學的改變，引起腎臟的高濾過、高灌注性的損傷。

肥胖相關性腎病是可以預防的，首先要控制自己的體重，同時調整不良的生活方式，比如適當運動，改變飲食習慣，多吃青菜、水果，少吃含糖的食物，不吃動物內臟。

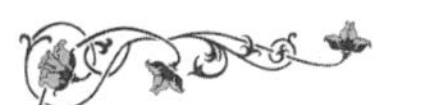
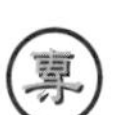
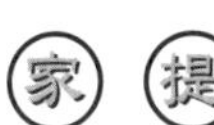
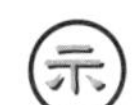

專家提示

肥胖嚴重威脅著我們的健康，它可引起多種臟器、多個系統的病變，其中也包含對人體的重要臟器——腎臟的損害，所以大家要控制體重，抵制肥胖。

你知道嗎？

如何防止肥胖？

1. 充分認識肥胖對人類的危害，掌握容易引起肥胖的原因和預防肥胖的一些相關常識。

2. 合理膳食，飲食以清淡為主。儘量做到定時定量，避免過多攝入高熱量的食物，少甜食厚味、多素食、少零食。

3. 要想擁有一副苗條的身材，就得經常參加體育運動，如慢跑、爬山、打拳、跳繩等。

4. 良好的情緒對預防肥胖能起到一定的作用。沉默寡言、情緒抑鬱則會使生理功能紊亂，代謝減慢，使體重加重。所以無論何時，一定要保持良好的情緒。

護腎要領──酒後別喝茶

可以說茶和酒與我們的生活形影不離，人們喜歡在酒後沏一杯濃茶，認為這樣可以解酒，有益健康，其實這是一種誤解。

茶算得上是一種非常健康的飲料，不僅可以潤腸、排毒，有的茶還可以減肥。但茶可不是隨便什麼時候都能夠喝的。酒和茶有相剋之處，酒後喝茶，對人體的傷害最大，就像李時珍在《本草綱目》中所說的，「酒後飲茶傷腎，腰腿墜重，膀胱冷痛，兼患痰飲水腫」。

現代醫學研究指出，酒後喝茶，對身體有百害而無一利，主要表現在以下幾個方面：

(1) 一般來說，酒精被體內吸收後，由血液運送到肝臟，在肝臟中轉化為乙醛，乙醛再轉化為乙酸，乙酸再分解成二氧化碳和水排出。茶的主要成分是茶鹼，茶鹼有利尿作用，濃茶中的大量茶鹼更能迅速發揮利尿作用。而酒精中的乙醛，是一種對腎臟有較大刺激性的有害物質。茶鹼的利尿作用，使沒有充分分解的乙醛過早地進入腎臟，而腎臟本身又沒有對乙醛的解毒功能，所以會影響腎臟功能，因此經常酒後喝濃茶的人易發生腎臟病。

(2) 茶水會刺激胃酸分泌，使酒精更容易損傷胃黏膜。

(3) 酒中的乙醇對心血管的刺激性很大，茶同樣也具有使心臟興奮的作用，兩者合二為一，更增加了對心臟的刺激，因此對心臟病患者而言，酒後喝茶的危害很大。

所以，酒後最好不要立即喝茶，尤其是喝濃茶。為瞭解酒，可以吃水果，如柑橘、梨、蘋果……還可以喝些牛奶、果汁或糖水，這些都有助於解酒。

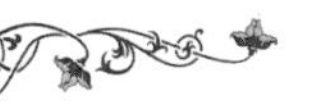
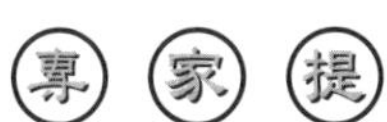
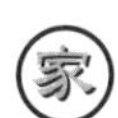
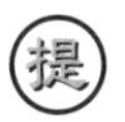
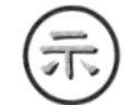

要想保護好身體，喝酒最好節制，不過量，避免空腹飲酒。如果不小心喝多了，酒後應吃些水果或喝些果汁，但千萬不要喝茶，否則不但不能解酒，反而會傷害腎臟。

你知道嗎？

飲茶注意事項

1. 茶具最好選用陶瓷製品，不要選用金屬製品，容易使人中毒。

2. 茶葉對神經系統有刺激作用，會使大腦處於興奮狀態，容易導致失眠。因此睡覺前不宜飲茶。

3. 沸水沏茶會加重茶水的苦澀味，而且還會破壞茶葉中所含的維生素C。正確的沏茶方法是，將燒開的水倒入保溫瓶內，待水溫降到70～80℃時，再用來沏茶。

4. 不要用發黴的茶葉泡茶，發黴的茶葉不但失去了茶葉的功效，還會引發疾病。

5. 喝茶時不要加其他作料，否則會破壞茶葉的營養成分。

6. 茶水中含有多種化合物，如果用茶水服用藥物，會降低藥的療效。如果您特別喜歡飲茶，最好在用藥前、後半個小時飲茶。

7. 不要喝濃度太高的茶，因為茶水中的茶鹼、咖啡因、可可鹼等物質對胃腸有刺激作用，會阻礙消化。

8. 不要飲用放置過久的茶水，最好茶水當日沏、當日飲，不喝隔夜茶。

9. 飯前、飯後不宜立即飲茶。

10. 清晨起來，不要空腹飲茶。

11. 女性經期少喝濃茶，以防發生貧血。

12. 茶葉保存不好，很容易沾滿灰塵。飲茶時最好不要喝頭遍茶，可先用熱水沖一下，倒掉再沏。

13. 多喝綠茶，尤其是經常面對電腦的人群，更應該飲用綠茶。

第 3

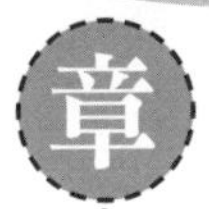

腎臟病的治療與急救措施

腎臟病是一種疑難病，病程較長，而且容易反覆發作，但是並非無法治癒，這就需要患者積極配合治療。腎臟病如果到了晚期，難免會發生突發事件，為了及時應對這些突發事件，患者家屬必須掌握一些家庭急救的措施。

健康測試

你對腎臟病急救措施瞭解多少？

1. 腎臟疾病不需要急救。
   A. 是的　B. 難以確定　C. 不是的
2. 腎臟疾病存在很多併發症。
   A. 是的　B. 不一定　C. 不是的
3. 解熱、鎮痛藥物會對腎臟造成傷害。
   A. 是的　B. 不一定　C. 不會
4. 腎臟病患者都應忌鹽。
   A. 是的　B. 不一定　C. 不是的
5. 腎臟病是遺傳病。
   A. 是的　B. 難以確定　C. 不是的
6. 腎臟病患者血壓急速升高時應馬上平臥。
   A. 是的　B. 不太確定　C. 不是的
7. 腎臟病患者高熱時應馬上吃解熱藥。
   A. 是的　B. 不完全這樣　C. 不是的
8. 腎臟病患者可以吃海鮮。
   A. 是的　B. 不太確定　C. 不是的
9. 腎臟病患者噁心不一定是得了尿毒症。
   A. 是的　B. 不確定　C. 不是的
10. 你能說出幾種腎臟病的急救方法？
   A. 2種　　B. 1種　　C. 0 種

相應的分數如下：

1. A──0分　B──1分　C──2分
2. A──2分　B──1分　C──0分
3. A──2分　B──1分　C──0分

4. A——0分　B——1分　C——2分
5. A——0分　B——1分　C——2分
6. A——0分　B——1分　C——2分
7. A——0分　B——1分　C——2分
8. A——0分　B——1分　C——2分
9. A——2分　B——1分　C——0分
10.A——2分　B——1分　C——0分

測試評析：

如果分數為0～6分，你完全不瞭解腎臟病的相關常識。一旦身邊有人得了腎臟病，也無法給予合理、有幫助的護理，所以需要立即補充腎臟病知識。

如果分數為7～12分，你對腎臟病的相關常識一知半解，知其然不知其所以然。如果身邊有腎臟病患者，能夠給予一定的護理，但不一定全面。

如果分數為13～20分，你非常瞭解腎臟病常識。一旦身邊有人患腎臟病，一定會得到你科學、合理的照顧。

得了腎臟病怎麼辦？

一旦得了腎臟病，患者應該怎麼對待呢？其實，面對腎臟病，只需要做好以下四種準備：

一、準備好勇氣和信心

患病是不可預知的，相信自己的病能治癒很重要。缺乏信心是使心情不暢，人體內分泌功能、免疫調節功能紊亂，影響病情好轉的主要因素。

腎臟病早期發現、早期治療可以延緩其進展，減少併發症。關鍵是要有信心，很多危重患者就是靠自己的堅強求生意志康復的。

二、及時就醫

生命掌握在自己手中，治療不當往往會延誤或加重病情。得了病的人往往有病亂投醫、輕信江湖遊醫，因此，治病就要有理性的辨識能力，要到國家正規醫院接受系統、正規、科學的治療。腎臟病是潛移默化的，所以，一旦有症狀就要及時去醫院就診，哪怕是腎功能不全，早期也可延緩疾病進展，一旦進入腎衰的晚期即尿毒症期，就只能靠透析或換腎來維持生命了。

三、採用科學的治療方法

科學、合理的治療方法是最關鍵的因素。當病情處在早期或中期時，如果能及早得到系統、正規、科學的治療，那麼康復的希望就會非常大。

國內外學者一致認為，目前應用中西醫結合的方法治療腎臟病效果最好。腎臟疾病的中西醫結合治療，是指在有經驗的腎臟病專科醫師的指導下，採用辨病、辨證的合理治療，而非簡單的中藥加西藥的治療。

四、準備好耐心和毅力

腎臟病極易反覆發作，而且腎臟病併發症對生命安全影響極大。當前在成人腎臟病中，許多繼發性腎臟病呈上升趨勢，如糖尿病腎病、尿酸性腎病、高血壓腎病等。

高血壓、高血糖、高尿酸就像無形的鞭子，會不斷抽打此類患者的腎臟，嚴重的腎臟病併發症大都在10～15年發展成尿毒症而危及生命，能存活15年者僅三分之一左右。因此，一旦得了腎臟病，要積極治療原發病，防止病情反覆和出現併發症。只有積極控制好這些原發病，腎臟功能才能得以緩慢恢復。

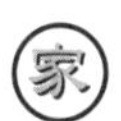

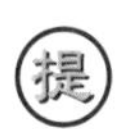

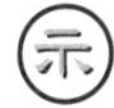

一般早期腎臟病多採用中藥治療，這是因為中藥有活血化瘀、解毒導滯、滋陰補腎、調節免疫功能的作用。

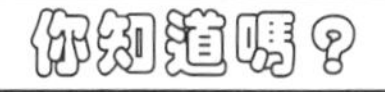

腎臟病與職業的關係

分析調查報告指出，學生是容易患腎臟病的重要群體之一。在各大腎臟病醫院就診的學生腎臟病患者，以中小學生為主。

其次是從事各行業的普通職員，他們由於承擔著巨大的生活壓力和工作壓力，因此，患腎臟疾病的比例也非常大。

應該引起重視的是，長期從事電腦工作的人員，由於長時間與電腦打交道，缺少必要的運動，因此對腎臟也會有不同程度的損害。

當心藥物的傷害

腎臟作為人體的排泄器官，對藥物的代謝，以及清除機體的有害物質，保持體內環境的穩定起著非常重要的作用。但腎臟也是我們人體最容易受到傷害的器官。藥物過敏和藥物毒性傷及腎臟的情況在醫院並不少見，輕者能引起血尿，嚴重的還可能引發急性腎衰竭。目前因為腎小球腎炎造成的尿毒症呈下降趨勢，而由於濫用藥物，糖尿病、高血壓等引起的尿毒症卻越來越多。

正因為如此，我們在選擇藥物時，應儘量避免有腎毒性的藥物。容易引起腎臟損害的常用藥物有如下幾類：

一、抗生素

臨床上常用的抗生素大多數都有不同程度的腎毒性。由於抗生素應用廣泛，由抗生素引起的急、慢性腎臟損害也就最為常見。

腎毒性大的抗生素有兩性黴素B、新黴素、先鋒黴素Ⅱ、慶大黴素、卡那黴素、丁胺卡那黴素、妥布黴素、鏈黴素、多黏菌素、萬古黴素、四環黴素、磺胺類等。

二、解熱鎮痛藥

去痛片、撲熱息痛是很多老年人經常使用的藥物，它們用多了會損傷腎間質，對腎臟危害非常大。有資料顯示，患者一生服用這種藥物超過3公斤，就能對腎臟有明顯的傷害作用。

此外阿司匹林、布洛芬、芬必得等解熱鎮痛藥易引起慢性間質性腎炎和腎乳頭壞死。

三、造影劑

造影劑廣泛應用於靜脈腎盂造影、血管造影、膽囊造影和增強電腦體層攝影等。

造影劑可導致急性腎功能衰竭，常見於原有腎功能不全、糖尿病或脫水的患者。

四、中草藥

一般人認為服用中草藥安全、無毒副作用，其實有些中草藥因服用超量或在禁忌情況下應用，會對肝、腎及消化道等臟器產生損害。如雷公藤、木通、益母草等過量應用都會導致急性腎功能衰竭。大黃作為一種瀉藥，廣泛應用於腎功能衰竭患者，但長期大量服用會引起血鉀不正常，危及患者健康。

過敏和毒性是藥物造成腎損傷的兩個方面，對藥物毒性大家都有所耳聞，而藥物過敏可不只是表現在皮膚上那麼簡單，它可以傷及腎間質，引起急性過敏性間質性腎炎。有一部分人對頭孢菌素類藥物就可能有這樣的反應。

下面列舉的這些藥物對腎功能都有影響，有腎臟病的患者應避免使用，無病的老年人、兒童也應慎用。

種　類	藥　　名
抗菌消炎藥	四環素、土黴素、鏈黴素、妥布黴素、丁胺卡那黴素、慶大黴素、新黴素、多黏菌素B、多枯菌素E、磺胺類藥、利福平、先鋒黴素等
解熱鎮痛藥	阿司匹林、非那西汀、布洛芬、保泰松、消炎痛、炎痛喜康等
利　尿　藥	汞撒利、速尿、雙氫克尿噻、氨苯蝶啶等
鎮靜催眠藥	苯巴比妥、安眠酮、水合氯醛等
血管收縮藥	去甲腎上腺素、甲氧胺、新福林等
抗心律失常藥	雙異丙吡胺、安博律定

專家提示

腎損傷不能一概而論，與個人體質有很大關係。為了避免藥物對腎臟的損害，吃藥多喝水是非常必要的。

你知道嗎？

對腎臟有害的中藥

中醫是治療腎臟疾病的一種非常好的方法。中藥對腎臟疾病的康復起著非常重要的作用，但並不是所有的中藥對腎臟病患者來説都是靈丹妙藥，這其中有不少中草藥會損害我們的腎臟。對腎臟有害的中藥大體可分為三類：植物類中藥、動物類中藥、礦物類中藥。

下面就此進行簡單的介紹。

植物類中藥	動物類中藥	礦物類中藥
雷公藤、草烏、木通、使君子、益母草、蒼耳子、苦楝皮、天花粉、牽牛子、金櫻根、土貝母、馬兒鈴、土荊芥、巴豆、蘆薈、鐵腳威靈仙、大楓子、山慈菇、曼陀羅花、鑽地風、夾竹桃、大青葉、澤瀉、防己、甘遂、千里光、丁香、銘藤、補骨脂、白頭翁、矮地茶、苦參、土牛膝、棉花子、臘梅根等。	魚膽、海馬、蜈蚣、毒蛇等。	含砷類（砒石、砒霜、雄黃、紅礬），含汞類（朱砂、升汞、輕粉），含鉛類（鉛丹）和其他礦物類（明礬）等。

腎病綜合徵使用激素的原則

激素在腎病綜合徵的治療中是一種不可缺少的藥物。它在一定程度上減輕了患者的痛苦，提高了短期內的療效。

目前國際上使用的激素治療方案，首選大劑量衝擊療法。我們在使用這種療法時，一定要堅持「起始劑量要足，逐漸減量要慢，維持時間要長」的原則。

一、起始劑量要足

是指在使用激素治療的初期，每天用藥量為40～60毫克，在用藥的同時，及時監測尿蛋白。隨著尿蛋白的轉陰而相應地減少用藥劑量，即8～12週後開始減量，可以頓服或分次服用。

二、逐漸減量要慢

減藥期要逐漸減量，每2週減原有劑量的5%～10%。同時要堅持劑量越小、減量速度越慢的原則。

三、維持時間要長

使用激素治療不可半途而廢，一旦要做完整個療程，不得少於1年。

在整個激素治療過程中還應觀察24小時尿蛋白、血漿白蛋白及血脂的變化，減藥也應該根據尿蛋白及血生化的變化而定。

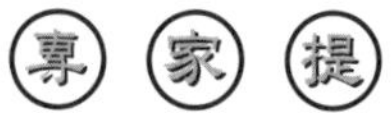
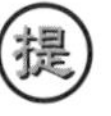

專家提示

激素的治療有一定副作用。所以，激素的應用一定要適量，患者萬萬不可盲目追求療效而大量應用激素。

你知道嗎？

腎病綜合徵應該做哪些檢查？

如果患者發現自己有原發性腎病綜合徵的症狀，需要做哪些檢查呢？

1. 尿常規、24小時尿蛋白定量、彩色B超。

2. 血生化檢查，血漿白蛋白測定，血脂六項，肝功能及 B、C 肝抗原、抗體檢測。

3. 血沉。

4. 蛋白電泳、免疫化驗、血和尿免疫固定電泳。

5. 腎功能（腎小球、腎小管）檢查。

6. 腎活體組織檢查也是非常必要的。

治療腎臟病貴在堅持

腎臟病是一種疑難病，病情有兩個特點：一是病程較長，就算是急性腎炎也有部分患者病程可長達1年，更何沉慢性腎炎患者；二是容易反覆，常因感染、勞累、情緒變化而使已經穩定的病情出現反覆。

正因為這樣，腎臟病患者要做好打持久戰的準備，即使已取得較好的療效，鞏固治療至少也要一兩年以上。難治的腎臟病，需要的時間則更長。因為幾年甚至十幾年的慢性病，是不可能一朝一夕就治好的，所以，只有堅持服藥才能看出療效。

另外，不少患者或患者家屬對腎臟病的治療容易走極端。一些患者對病情不夠重視，過於樂觀。吃了一段時間藥後，檢查結果都正常了，就自行停了藥。可是沒過多久尿蛋白又有了，這樣反覆多次，甚至幾年，就使一些本來可以得到很好控制的疾病，錯過了最佳治療時機，使本來能治好的病，最終成為不治之症。

有的患者精神負擔過重，自己買了大量有關腎臟病的書籍，天天翻閱，又四處拜訪腎臟病專家，儼然自己也成了腎臟病專家。在治療過程中，尿中蛋白或紅細胞一旦增多，就悲觀失望，對治療喪失信心，不能積極配合治療，以至於功虧一簣。

更有些患者，今天找這個醫生看看，明天找那個醫生瞧瞧，藥開了一大堆，最後不知道吃什麼好了。評價一個腎科醫生，應該有3個月的時間，假如3個月後，還看不到一點好轉，這時才可以換醫生。

腎臟病病程漫長，患者應當樹立戰勝疾病的信心，這對治療疾病有著舉足輕重的作用。患者還應該進行科學的心理調整，努力克服各種有害健康的不良情緒，不能過於急躁，要耐心堅持治療。慢性腎臟病雖然難治，但只要堅持，經過精心的治療、細心的調理，一定能夠康復。

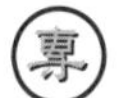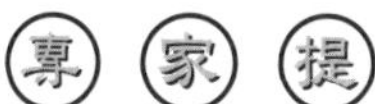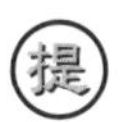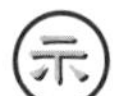

專家提示

慢性腎臟病的康復講究「三分治，七分養」，因此在採取合理藥物治療的同時，一定要重視非藥物療法的作用，從大量的藥片中擺脫出來，從盲從和恐懼不安的心理中擺脫出來。

你知道嗎？

如何減輕激素的副作用

激素是一把雙刃劍，既可治病也可致病。從某種意義上說，激素減輕了患者的痛苦，對治療起到了一定的積極作用；但同時激素的副作用也給患者帶來了痛苦。那麼，在治療腎臟疾病的同時，我們如何做，才能把激素的副作用降到最低呢？

1. 如果患者每天需要服用大量的激素時，則可以選擇在早上將一天的藥量都服下。當病情有所好轉時，藥量也應相應地減少。這時患者可以採用兩天服一劑藥的方法來減少激素的副作用。

2. 激素對腸胃有一定的刺激作用，因此為了減少這種刺激作用，患者最好在飯後半個小時或 1 個小時之後服用激素。

3. 通常情況下，服用激素的患者，機體防禦功能會降低，稍微不注意就會引起各種感染。因此，患者一定要做好防寒工作，預防呼吸道感染及全身各種感染。

4. 適當服用鈣片，定期進行檢查。

慢性腎臟病怎樣預防？

(1) 對於沒有腎臟病的人群，要做好預防，具體預防措施如下：

①減少鹽的攝入，飲食宜清淡。

②平衡膳食。人吃下大量的動、植物蛋白質，最後的代謝物——尿酸、尿素氮等，都需要由腎臟負擔排出，故暴飲暴食將增加腎臟負擔。

③適當多飲水，不憋尿。尿在膀胱裏太久很容易引起細菌繁殖，導致腎臟病。每天充分喝水，隨時排尿，腎臟不易產生結石。

④每天有計劃地堅持體力活動，控制體重，避免感冒。

⑤當咽部或扁桃體等有炎症時，需採用抗生素徹底治療，否則鏈球菌感染易誘發腎臟病。

⑥戒菸；飲酒要適量，避免酗酒。

⑦避免濫用藥物，多種藥物可導致腎臟受損。

⑧婦女懷孕前最好檢查有無腎臟病及腎功能情況，若腎臟病明顯，要與腎臟專科醫師商討，否則盲目懷孕，腎臟病可能惡化。

⑨每年定期檢查尿常規及腎功能並做腎臟B超檢查。

瞭解家族史從而對腎臟病早期發現。

(2)對高危人群，如糖尿病、高血壓病等人群進行及時、有效的治療，防治慢性腎臟病的發生。

除上述措施外，還要注意：

①積極控制危險因素（高血壓、糖尿病、高尿酸、肥胖、高血脂等）。

②合理飲食：堅持相對應的低鹽、低糖、低嘌呤、低脂等飲食。

③密切觀察自身的血壓、血糖、血脂、血尿酸等指標，將這些指標嚴格控制在正常範圍內。

④至少每半年做一次尿常規、尿微量白蛋白及腎功能檢查，以便發現早期腎損害。

(3)對已有早期腎臟病的患者要給予及時、有效的治療，重在延緩或逆轉慢性腎臟病的進展，以期盡最大可能保護受損腎臟。

①積極治療原發性腎臟疾病，控制蛋白尿水準。尿蛋白越多，對腎臟的損傷越大。

②低蛋白飲食。低蛋白飲食具有保護腎功能、減少蛋白尿等作用。通常每日每公斤體重可攝入0.6～0.8克優質蛋白質。對腎功能受損嚴重者，每日蛋白質的攝入量限制應更嚴格，但同時也必須防止營養不良發生。

③避免或及時糾正使慢性腎臟病急性加重的危險因素。累及腎臟的疾病，如：高血壓、糖尿病、系統性紅斑狼瘡的活動復發或加重；體內血容量不足，如：低血壓、脫水、休克等，組織創傷或大出血；嚴重感染等。腎毒性藥物或其他理化因素致腎損傷；嚴重高血壓未被控制或血

壓急劇波動；泌尿道梗阻；其他器官功能衰竭，嚴重營養不良等。

④積極治療腎功能損害導致的併發症。如糾正貧血，糾正水電解質和酸中毒。

⑤堅持治療和隨訪。每一位腎臟病患者不管病情如何，都要定期復查，以防不測。長期隨訪、認真治療是保證慢性腎臟病療效的關鍵。

怎樣早期發現糖尿病腎病？

患有糖尿病的患者中有20%～40%可發生糖尿病腎病，1型糖尿病患者糖尿病腎病的發病率與糖尿病的病程有關，病程在20～25年的發病率為40%～50%。2型糖尿病患者糖尿病腎病的發病率為20%～50%，這麼多糖尿病患者都有可能患糖尿病腎病，那怎麼早期發現呢？

(1) 糖尿病患者定期檢查尿常規。

(2) 糖尿病腎病早期尿常規蛋白多為陰性，而尿白蛋白持續超過正常值（20～200微克／分或30～300毫克／天）。

(3) 再進一步就是臨床蛋白尿期，尿常規蛋白持續陽性。（尿蛋白≧0.3克／天）

(4) 進入中晚期腎衰的患者，則可出現尿毒症症狀，如水腫、血壓升高、尿少等。

(5) 患1型糖尿病5年以上的患者，應每年至少檢測兩次微量尿白蛋白。糖尿病患者為了保護腎臟要做到有效控制血糖和糖化血紅蛋白，適當限制蛋白質攝入。合併高血壓腎病患者，應將血壓控制在130／80毫米汞柱以下，可推薦使用ACEI或ARB。另外，這些患者還需積極檢測血脂、改變不良生活習慣、適當運動、控制體重、戒菸。

(6) 2型糖尿病患者，一旦確診就應開始篩查。

高血壓腎損害早期症狀及預防

高血壓腎損害早期有什麼症狀？

(1) 早期有高血壓的一些症狀，如頭暈等不適。

(2) 逐漸出現微量白蛋白尿，尿β_2微球蛋白異常。

(3) 夜尿增多。

(4) 中、晚期階段出現腎功能不全和尿毒症。

(5) 定期查尿常規及腎功能（腎小球、腎小管）檢查。

我們應該如何預防呢？

(1) 高血壓患者首先要注意鹽的攝入量，食鹽過多是引起高血壓的主要原因之一，甚至有人把食鹽稱為「隱蔽殺手」，因此要積極改善飲食習慣。正常人的鹽攝入量應控制在5克／天以下，而高血壓患者控制在3克／天以下。

(2) 及時有效地進行降壓治療是最主要的措施。

(3) 選擇利尿劑、β受體阻滯劑、鈣離子拮抗劑、α受體阻滯劑、血管緊張素轉換?（ACEI）抑制劑、血管緊張素Ⅱ受體（ARB）的拮抗劑等。

什麼是間質性腎炎？

間質性腎炎常常是由於感染、尿路梗阻及反流、自身免疫性疾病、藥物、代謝毒物、放射性損傷、遺傳性疾病等而誘發的。在臨床上，水、電解質和酸鹼平衡紊亂以及貧血、腎功能異常等都可以導致糖尿——尿糖陽性而血糖正常，出現氨基酸尿、磷酸鹽尿、腎小管性蛋白尿等。

在治療上：

(1) 消除誘發因素，治療原發疾病和對症治療。

(2) 腎盂腎炎（感染性間質性腎炎）是主要以細菌（極少數為病毒、真菌、衣原體、支原體）感染引起的腎盂黏膜的炎症。可有寒戰、高熱、腰疼等症狀出現。

(3) 慢性病患者可出現腰部酸疼、尿頻、排尿不暢、反覆發作等症狀，尿異常患者需要用抗生素徹底治療。

(4) 不憋尿、多飲水是好的健康方式。

(5) 有腎小管功能損傷時要查找原因。

(6) 嚴重者病情持續發展可導致尿毒症。

(7) 長期服用腎毒性藥物（止痛藥、含馬兒鈴酸的中草藥、重金屬製劑等）也是重要原因。

腎臟病患者房間消毒莫忘記

對一個腎炎患者來講，注意衛生、預防病毒感染是非常重要的。患者本身身體虛弱，容易遭受病毒入侵，而細菌感染又會進一步削弱患者的抵抗力，從而引起免疫複合物性腎炎，使病情加重。患者原有的血尿、蛋白尿、高血壓、水腫等症狀也會進一步加劇，以致病情難以控制；對腎功能不全患者，甚至有可能導致腎功能衰竭和心衰。所以在對腎臟病患者的護理中，要時刻保持個人及環境衛生、清潔，防止病毒、細菌入侵。

下面介紹一些常見的消毒方法：

一、空氣消毒

最簡便易行的空氣消毒方法就是開窗通風換氣，每次開窗10～30分鐘，使空氣流通，讓病菌排出室外。

二、衣被、毛巾等消毒

棉質衣物可以直接煮沸20～30分鐘消毒。化纖物品或純毛製品可以用化學消毒液浸泡。較大的被褥可以置強陽光下曝曬4～6小時，翻動一兩次，使每一部位都曬到。

要注意的是衣物應該先消毒，後拆洗。反之，容易造成污染。

三、餐具消毒

給餐具、茶具最簡便又可靠的消毒方法是將餐具、茶具放到鍋中煮沸15分鐘；也可以用紅外線消毒櫃消毒。

四、抹布消毒

抹布是家庭中常用的清潔工具，由於抹布與食物、食具接觸機會多，極易造成食物和餐具的污染。尤其是廚房抹布上食物殘渣多，又潮濕，細菌很容易生長繁殖。所以，要經常用洗滌劑清洗抹布，並煮沸消毒15分鐘。

五、拖把消毒

拖把與痰液、排泄物和灰塵接觸較多，加上潮濕，很容易滋生細菌。拖把用後要及時清洗並懸掛起來保持乾燥，還要定期用熱水浸泡。

你知道嗎？

常用的消毒方法

• 紫外線消毒法

紫外線消毒法是利用紫外線光在室內照射一定時間進行消毒的方法。

消毒時應該注意以下幾點：

(1) 消毒前，確保房間清潔、乾燥、無灰塵、無水霧。

(2) 消毒前最好用75%的乙醇棉球擦拭燈管。

(3) 用紫外線消毒時，最好移動燈管，使其距地面1.5～2公尺。

(4) 紫外線會影響人體的健康，導致人體皮膚發紅，引發眼炎。因此用紫外線消毒時一定要注意安全，尤其要讓紫外線離眼睛和皮膚遠一些。

• 食醋消毒法

食用醋具有一定的殺菌作用，可以用來進行室內消毒。

具體的操作方式如下：

取100～150克食醋，加入2倍的水，放到瓷碗中，然後用小火慢蒸。蒸時要關緊門窗，有預防呼吸道傳染病的作用。

• 薰蒸法

薰蒸法一般使用純植物精油，可以起到淨化空氣的作用，對失眠、焦慮等都有一定的療效。

具體操作方法如下：

⑴ 薰蒸的用具最好選用薰蒸台或家裏的燈泡。

⑵ 將乾淨的水倒入薰蒸台中，約八分滿。

⑶ 根據個人喜好，選擇1～3種精油，按照一定比例混合在一起，滴入水盆中。

⑷ 您也可以選擇把精油擦到燈泡上，然後精油的味道很快就會隨著燈泡熱度的升高而散發出來。

• 煙薰法

蒼朮艾葉消毒香煙薰，每45立方公尺點1盤，持續6～8小時。使用煙薰法消毒時，為了保持室內煙薰氣體的濃度，不宜打開門窗。

蒼朮艾葉消毒香配方：

蒼朮艾葉粉每盤15克，用30％的蒼朮粉、20％艾葉粉、44％木粉、3％氯酸鉀、2％香精、1％顏料製成普通蚊香形狀。

• 噴霧法

將0.5％的過氧乙酸或0.05％的洗必泰，或1%的漂白粉澄清液均勻噴灑在室內空間或物體表面，至於選擇哪種藥物，依據個人喜好而定。

腎臟病患者的家庭護理應注意什麼？

對於腎臟病患者，及時檢查、及時就醫治療十分重要。但由於腎臟病的特殊性，當症狀好轉或消失後，還需要長期的家庭護理。不同的腎臟疾病，在家庭護理中需要注意的重點有所不同，如果是急性腎臟病患者應適當臥床休息，症狀嚴重時要絕對臥床休息；對於慢性腎臟病患者來說就應該勞逸結合，消除顧慮，保持身心愉快，避免勞累、勞神及房事過度。

一、急性尿路感染腎臟病患者的家庭護理

急性尿路感染腎臟病患者要臥床休息，量出為入，不要吃刺激性的食物，以清淡、易消化、低鹽食物為主。

如果有發熱的症狀，應該多採用物理降溫的方法，如果無法降溫，可再給予少量的解熱藥物，每天自測血壓，觀察尿量，避免受涼。

二、腎臟腫瘤患者術後的家庭護理

腎臟腫瘤患者，在術後要積極配合化療及放療，定期復診，保持病情穩定。腎損傷修補術或腎部分切除術後的1～3個月應避免劇烈活動，要多注意是否有腰部脹痛、血尿及尿量改變等情況。如果發現有任何不適，應該馬上就醫。做腎結核切除術後應進行抗結核治療，且至少要繼續3～6個月；腎部分切除術後則需抗結核治療1年；女性患者在術後2年內應避免妊娠。

凡是對腎臟有毒性作用的藥物，都要禁用或慎用。

三、慢性腎臟病患者的家庭護理

首先，在慢性腎臟病患者調養期間，應保持足夠的安靜。家裏收音機、電視機或說話等音量都不要太大，而且談話時間盡可能不要過長，要讓患者有足夠的時間靜養。

其次，要保持室內氣溫適宜。夏季不要直接吹電扇或冷氣。夜晚睡覺時，一定要加蓋被單，即使是輕薄的被單也可以。不要讓寢室內有蚊子和蒼蠅，寢具要經常保持整潔和乾燥。

第三，慢性腎臟疾病患者如果在病情穩定好轉時，可參加一些力所能及的工作；也可以從事一些不太勞累的娛樂，如看書、聽音樂、玩牌等。

第四，飲食方面要保持清淡。腎臟病患者飲食以低鹽為主，但也不一定都如此，像一些有腎小管病變、腎盂腎炎和間質性腎炎等腎臟病的患者不僅無需低鹽，還要增加水和鈉的攝入，以便補充從尿中丟失的水和鈉，從而維持體內水和鈉的平衡。但具體攝入量多少要根據病情，由專科醫生安排。

第五，每日監測血壓、體重、出入量等指標。

第六，患者儘量少去公共場所，減少和外界的接觸以防外源性感染。另外，一定要定期到醫院復診，確保病情穩定。

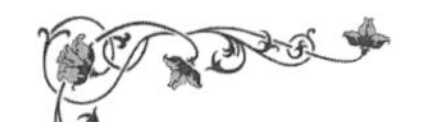

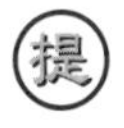

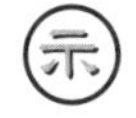

人患病後，經適當治療就會痊癒。所謂痊癒有兩種概念：一種是臨床治癒，另一種叫完全治

癒。慢性腎炎和其他很多腎臟病只能臨床治癒而不能完全治癒。腎炎患者只有在達到臨床治癒後才能結婚，因為如果是在病情剛剛穩定或尚未穩定時就結婚，容易導致舊病復燃，症狀反覆發作，從而使病情惡化。

你知道嗎？

家庭護理還需做些什麼？

1. 患有腎臟疾病的人，情緒容易低落、不穩定。此時患者更需要家庭的關愛，因此家屬要給患者進行必要的開導，幫助他們走出情緒低谷期，重新樹立戰勝疾病的信心。

2. 平時注意觀察患者的尿量和顏色，定期進行尿液檢查。

3. 對於水腫及慢性腎衰患者，要準確記錄下每天的飲水量、排尿量等。對於水腫患者，每天應測量一次體重；對於腹水患者，每天應測量一次腹圍。

4. 時刻關注患者的血壓，做到及時測量、及時補救。

5. 患者服用藥物後，家屬應密切關注患者的反應，如出現不良反應，應及時到醫院就醫。

6. 在為水腫患者做肌肉注射時，針頭應刺入得深一些。水腫患者拔完針後，很容易出現溢藥現象，此時家屬應該做好準備，及時用棉球按住針孔2～3分鐘。

腎臟病患者突發心衰的急救措施

慢性腎衰患者出現急性左心衰竭的發病率較高，心衰是慢性腎衰患者最常見的併發症和主要死因。其發生原因有高血壓、酸中毒、電解質紊亂、貧血、冠心病、心包炎、心律失常、尿毒症性心肌病、動靜脈內瘻以及醋酸鹽透析等；透析不充分和飲食欠節制也是發病的重要原因之一。隨著年齡的增長，心衰的患病率不斷上升，在50～59歲為1%，而80～89歲為10%，從50～89歲年齡每增長10歲，患病率約增長1倍。

急性左心衰竭的症狀有：①突然出現嚴重呼吸困難、呼吸加快、血壓升高等症狀。②面色蒼白、煩躁不安、口舌青紫、胸悶，平躺時狀況更嚴重。③嚴重者端坐呼吸困難、冒冷汗、不停咳嗽，會咳出白色或粉紅色泡沫樣痰。

由於這些症狀常在夜間突然發生，所以如果能正確、及時地進行現場或家庭救助，就可以有效緩解症狀，減輕患者的痛苦，為進一步的救治創造條件。

家庭搶救急性左心衰竭的關鍵措施是讓患者採取坐位的姿勢。如果發現患者有心衰的症狀就應該馬上讓患者坐在床邊或椅子上，雙腿自然下垂或踩在小板凳上，上身向前傾。這種姿勢能有效地減輕心臟的負擔；同時由於橫膈下降，也會使肺活量增加，使呼吸困難有所緩解。

急性左心衰竭患者往往有瀕死感、心情緊張、心率加快、心臟負擔加重等症狀。此時家屬應盡力安撫患者，消除其緊張情緒。

如果家中有吸氧的條件就應該立即給患者吸氧，氧氣最好能經過濕化瓶再入鼻腔，若將濕化瓶中的水倒出30%～40%，然後加入等量的酒精，效果會更佳。

但是只有部分輕症性左心衰竭患者由上述家庭救助的方法會獲得緩解，而相當多的急性左心衰竭患者需要在醫院由臨床醫師進行急救。所以在家庭急救的同時，應及時與120聯繫。途中要堅持讓患者端坐位、兩腿下垂，絕不能讓患者勉強步行去醫院。

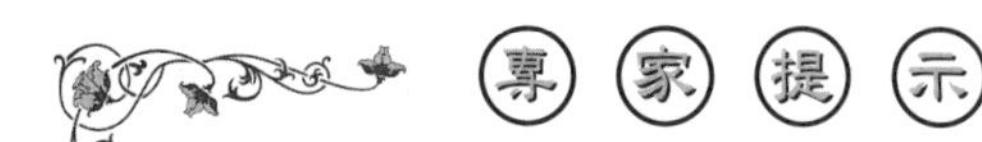

隨著年齡的增長，患者患急性左心心力衰竭的概率也增加。而且老年人基礎病較多，臟器衰竭嚴重，因而平時應積極預防，治療誘因，以減少心衰的發生率。

你知道嗎？

心衰患者的自我保護

1. 血壓高的患者，應該想辦法使血壓恢復正常。

2. 患者如果患有呼吸道感染，可導致病情加重。因此患者隨時都要預防呼吸道的感染。

3. 患者可以做適當的運動，但一定要掌握好運動的量與強度，千萬不能參加劇烈運動。

4. 飲食以清淡、低鹽為主，多食蔬菜和水果。

5. 養成良好的生活起居習慣，戒菸、戒酒，保證充足的睡眠。

患者血壓突然升高的急救措施

據統計，在成年人繼發性高血壓中，因腎臟病引起的腎性高血壓所占比例最高，為10%～25%。幾乎每一種腎實質性疾病都能引起腎性高血壓，如急性腎小球腎炎、慢性腎小球腎炎、腎間質小管病變、腎血管病變等都會引起血壓升高，慢性腎功能衰竭終末期患者80%～90%有高血壓。

腎臟疾病之所以會導致血壓升高，原因有三個：

一是因為腎素在作怪。當腎臟或腎臟血管有病變時，腎素的分泌量就會驟增，高血壓也就接踵而至。

二是抗升壓的物質分泌的減少。當腎實質發生病變時，前列腺素合成分泌減少，而腎素分泌卻極度增加，兩者平衡失調極易導致血壓升高。

三是腎臟病患者大多血容量多，有水腫也會引起血壓增高。

急性腎炎會導致血壓升高，血壓可以達到200／140毫米汞柱以上，並伴有劇烈的頭痛、噁心、嘔吐、大汗淋漓、心跳加快、面色蒼白等症狀，病情來勢會異常洶湧。這些情況大多會出現在年齡比較小的患者身上。而當血壓達到180／100毫米汞柱時，就有可能導致以上心腦血管意外事件的發生，所以應馬上採取緊急措施。

遇到這樣的突發事件，家屬切忌不要慌張，應該馬上自行進行血壓調理，具體的做法是：

(1) 穩定患者的情緒，中止一切不良刺激，使周圍環境保持安靜。

(2) 讓患者半臥，頭部略微抬高或者讓患者坐著，利用體位減少血壓對腦部血管的影響，且頭部不要過低。

(3) 立即口服或者舌下含服起效快的降壓藥，如硝苯地平、卡托普利等藥物。此時能夠把血壓控制在160／100毫米汞柱就屬於安全範圍了。

(4) 對神志清醒的患者，要詢問一下目前的治療情況，使患者情緒穩定下來。

(5) 由於血壓下降的幅度與用藥量有明顯的相關性，所以不要大劑量反覆含服，以免導致血壓過低。用藥後一旦血壓降至150／95毫米汞柱時，就要讓患者平躺休息，防止低血壓發生。

(6) 如果發現患者血壓突然升高，在做臨時處理的同時，要馬上與醫院取得聯繫，及時將患者送去醫院診治，會更加穩妥。

專家提示

如果患者從沒服用過降壓藥，可以先服用較小劑量，監測血壓波動，如果血壓沒有降低，可以再次加量服用聯合藥物。遇到正在服用藥物的高血壓病患者就要用口服或舌下含服起效快的降壓藥。

你知道嗎?

高血壓病患者的日常護理

1. 合理膳食，飲食以清淡為主，多食新鮮的水果和蔬菜，少吃油膩的食物，此外還應嚴格限制鹽、脂肪的攝入量。多食用含鉀、鈣豐富而含鈉低的食品，如馬鈴薯、茄子、海帶、萵筍等。

2. 戒掉不良嗜好，如吸菸、喝酒。

3. 運動對於高血壓病患者很重要，運動可以促進血液循環，降低膽固醇含量，起到降低血壓的作用。高血壓病患者最適合有氧運動，如散步、慢跑、打太極拳、騎自行車等。

4. 情緒不穩定，很容易使患者血壓上升。因此對於高血壓病患者而言，一定要保持心情舒暢，控制好自己的情緒，切莫大悲、大喜。

患者抽搐的急救

此類症狀突發性特別強，而且來勢很猛，發作時間短，一般2～3分鐘，最長不過5～6分鐘。患者抽搐時，四肢肌肉會不隨意的抽動、身體抽搐、口吐白沫、流口水、大小便失禁，嚴重的患者還會喪失意識，甚至昏迷。因此當患者出現抽搐時，千萬不要驚慌、手足無措，而應冷靜，採取正確的急救措施。

(1) 當患者發生抽搐時，不要企圖制止患者的抽搐動作、限制患者的活動。

(2) 如果患者自己感覺將要抽搐，或者家屬看到患者開始失去平衡，應及時幫助患者，使他躺在地上或床上，有假牙者應取出假牙。

(3) 調整患者的姿勢，使患者保持側臥位，以防止嘔吐物誤吸入肺。

(4) 家屬還要注意鬆開患者的皮帶、領帶並解開紐扣等，使之呼吸順暢。

(5) 家屬還應該注意觀察患者的抽搐是從身體的哪一部位開始的，確保準確向醫生報告。

(6) 保護患者的安全，移開他可能撞上的物品，如傢俱、熱水瓶等。

(7) 患者發病時，可能會咬破自己的舌頭，可用開口器。

(8) 如果患者呼吸停止，家屬應該馬上進行人工呼吸，直至呼吸恢復為止。

(9) 患者抽搐停止後，家屬應幫助他處於較舒適的側臥位。因為患者此時會非常勞累以至睡著。

(10) 在患者未恢復意識前，千萬不要給其餵任何食物和飲料。

(11) 如果患者症狀嚴重，失去意識呈昏睡狀態，應及時撥打120，將患者送至醫院進行處理。

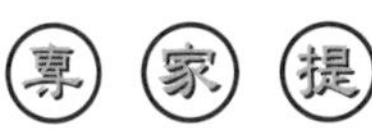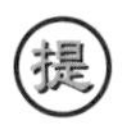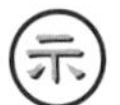

尿毒症患者出現抽搐主要與低血鈣有關，腎臟是與鈣代謝有關的內分泌器官之一。尿毒症患者，身體對鈣的吸收能力大大降低，很容易發生抽搐，因此要注意給患者補鈣。

腎衰竭患者皮膚搔癢不容忽視

腎衰竭患者往往會出現皮膚搔癢，皮膚搔癢是其最為不適、最難忍受的症狀之一。腎衰竭患者體內含有大量的尿毒症毒素，這些毒素容易導致患者皮膚汗腺、皮脂腺萎縮，從而使毒素在皮膚沉積，刺激皮膚產生搔癢。倘若患者病情嚴重，血液中毒素的濃度相對較高，勢必會從皮膚排出，形成尿素霜對皮膚產生刺激。

如何才能幫助患者止癢呢？主要從以下幾個方面著手：

(1) 患者如果發生皮膚搔癢，雖然難以忍受，但也不要隨意抓癢，這樣很容易把皮膚抓破，導致細菌感染，從而加重病情。

(2) 穿著寬鬆純棉的貼身衣服，衣服清洗時，要將洗滌液等化學成分徹底清洗乾淨。

(3) 室內溫度不宜過高，要經常開窗通風，保持空氣清新。如果室內乾燥，可用加濕器或種植花草等方法來保持適宜的濕度，以減少皮膚水分的蒸發。

(4) 定時定量喝水，合理飲食，少吃辛辣、刺激的食物以及海鮮，適當增加食物中脂肪的攝入量。

(5) 洗澡不宜過勤。洗澡時，水溫不宜過高，時間也不宜過長。

(6) 洗澡時，用浴具搓洗全身時，力道不可過重。

(7) 儘量用弱鹼性或中性的香皂、沐浴露等，且一定要將這些化學物質沖洗乾淨。

(8) 如果皮膚瘙癢難耐，建議看醫生。

專 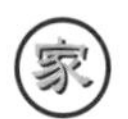 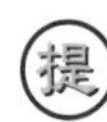 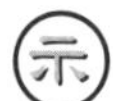

皮膚瘙癢雖然不足以致病，但對於腎衰竭患者來說卻是雪上加霜。為了幫助患者減輕痛苦，家屬要注意對患者的日常護理。當患者出現皮膚瘙癢症狀時，千萬不可疏忽大意。

第

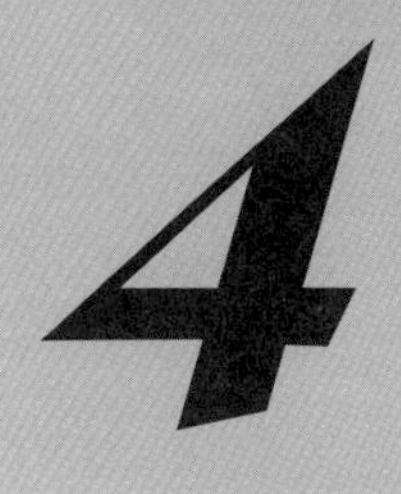

章

生活好習慣，遠離腎臟病

絕大多數人生下來都是健康的，但為什麼有人可以「長命百歲」，有的人卻英年早逝呢？這其中有很大一部分原因和我們的日常生活習慣有關。只要有好的生活習慣，掌握一些保健知識，幾乎每個人都可以擁有健康的身體，也都可以「長命百歲」。

健康測試

你的生活習慣健康嗎？

1. 你有吃早餐的習慣嗎？

A. 沒有　B. 偶爾　C. 有

2. 平時有什麼休閒方式？

A. 社交活動　B. 鍛鍊身體　C. 做家務

3. 近來有什麼運動？

A. 到外面遊玩　B. 幹過體力活，參加過鍛鍊　C. 經常散步

4. 一般晚上幾點睡覺？

A. 按時睡覺　B. 沒有固定時間　C. 凌晨後

5. 工作中和別人發生衝突，你應該怎麼處理？

A. 辯論到底　B. 不管不顧　C. 鮮明地表達出觀點

6. 你每天喝幾杯咖啡？

A. 1杯　B. 2杯以上　C. 不喝

7. 你多久打掃一次房間？

A. 每天　B. 1週　C. 不一定

8. 你是逢酒必喝的人嗎？

A. 是的　B. 從不　C. 看心情

9. 上一次體檢的時間？

A. 1年前　B. 1年以內　C. 從沒體檢過

10. 1週有幾次性生活？

A. 1次　B. 每天　C.不一定

計分標準：

第1題，選A不得分，選B得1分，選C得2分；
第2題，選A得1分，選B得3分，選C不得分；
第3題，選A得2分，選B得1分，選C得3分；
第4題，選A得3分，選B得1分，選C不得分；
第5題，選A不得分，選B得2分，選C得3分；
第6題，選A得2分，選B不得分，選C得3分；
第7題，選A不得分，選B得2分，選C得3分；
第8題，選A不得分，選B得3分，選C得1分；
第9題，選A得2分，選B得3分，選C不得分；
第10題，選A得2分，選B得1分，選C不得分。

測試結果：

低於10分：生活習慣差，生活方式不健康。
11～20分：生活習慣正常。
21～30分：生活習慣非常好，生活方式很健康。

憋尿易憋出腎臟病

人們都有過憋尿的經歷，有的人是因為工作太忙放不下，因此會長時間憋尿，像司機、售貨員就經常會有這樣的經歷；還有一些人是為了打牌或下棋不肯離開「戰場」，因而不得不憋尿。

為了能少尿或免去憋尿的痛苦，有些人乾脆選擇整天不喝水或是少喝水。其實，有了「尿意」而不能及時排尿，或是減少排尿的次數，對健康都是非常不利的。

臨床上常見的腎結石、腎積水等，都和長時間不喝水有密切關係，而長時間憋尿會對人體產生危害。

尿液是由腎臟生成的，是機體的代謝產物。尿液由腎臟生成後，由輸尿管、膀胱、尿道排出體外。正常人一天的尿量為1000～2000毫升，其中，男子每天為1500～2000毫升，女子每天為1000～1500毫升。正常尿液的顏色為淡黃色，呈透明狀，無沉澱、混濁現象。剛解出的小便有特殊的青草芳香味，久置後因分解而出現氨氣味。

尿液中的成分受飲食、機體代謝、人體內環境及腎臟處理各種物質的能力等因素影響。尿中96%～99%是水分，其他大部分是廢物，如尿酸、肌酐等。俗話說「流水不腐」，正常的排尿不僅能排出身體內的代謝產物，而且對泌尿系統也有自淨作用。

憋尿時膀胱脹大，膀胱壁血管被壓迫，膀胱黏膜缺血，抵抗力降低，這時萬一有少量細菌侵入，便使其有更多時間繁殖，也有更多時間侵入組織，不僅容易引起膀胱炎、尿道炎等泌尿系統疾病，還會使膀胱滿盈、壓力增高，尿液會逆流向上到輸尿管，若已有細菌侵入，便會將細菌送到更上游的位置，引發腎盂腎炎。而腎盂腎炎反覆發作會導致慢性感染，嚴重者還有可能發展為尿毒症，影響腎臟功能。

憋尿不僅會引起生理上的疾病，還會引起心理上的緊張，使高血壓患者血壓升高，冠心病患者出現心律失常，甚至心絞痛，這對於患有心腦血管疾病的老年人來說無異於火上澆油。同時，前列腺肥大也是老年人的常見病，如果長時間憋尿，本已肥大的前列腺就更加苦不堪言了。

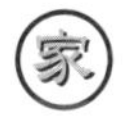

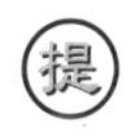

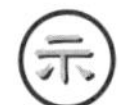

現在，汽水、可樂等碳酸飲料或咖啡等飲品漸漸替代了白開水。但是，這些飲料中所含的咖啡因，往往會導致血壓上升，而血壓過高，就是傷腎的重要因素之一。

勞逸結合，謹防過度疲勞

如今社會競爭日趨激烈，生活壓力越來越大，「勞累」已日益成為普遍現象。有醫學專家曾說：人是有可能被累死的，許多疾病也是「累」出來的。當人類基本上控制了烈性傳染病之後，因為過度疲勞而導致的體質下降與疾病就成為現代人的首要敵人了。人們因忽視「勞累」的嚴重後果而致釀成大患時，已悔之晚矣。

從臨床接診的急、慢性腎炎患者的情況來看，約有70%的腎炎患者的發病原因與長期過度勞累有關。很多急、慢性腎炎患者就診時都很難說清自己的病是從何時開始的，大多數人都會說最近一段時間以來很勞累。

人在疲勞狀態下工作，加上精神緊張，很容易導致腰酸腰痛。此時抵抗力也會下降，導致細菌入侵、病毒感染人體，引發腎臟損害。最令人擔憂的是，上述表現不容易引起人們的重視，很多人自認為休息一下就好了，不去就醫，往往拖到出現嚴重的水腫、血尿、血壓高時才去醫院看病，但為時已晚了。

因此對於工作緊張、易出現疲勞的人來說，要注意勞逸結合，注意早期預防、合理安排生活。如果出現感冒等病症，務必要重視，及時休息、及時治療。平時工作緊張、勞累的人還要加強營養、適當鍛鍊，增強身體抵抗力，保持良好的生活習慣，定期對身體進行必要的檢查，體檢時最好檢測一下尿常規及腎功能、尿蛋白和血肌酐，這是早期發現腎臟有無病變的最有效、最簡便的方法。

你知道嗎？

過度疲勞的自我檢測

回答以下問題，檢測一下你是否處於過度疲勞的狀態。

1. 感覺體能將要被耗盡，需要借助咖啡或香菸來提神。
2. 經常性頭痛和腸胃系統功能紊亂。
3. 經常失眠、沮喪、疑慮重重。
4. 很容易被看上去微不足道的事情激怒。

5. 憤世嫉俗、消極、煩躁。

6. 體重突然增加或是減少。

7. 感覺被別人圍攻或是被雜事圍困著。

8. 偶爾會感到無助，覺得生活沒有樂趣。

如果你的肯定答案在4個以上，那麼你已經處於過度疲勞的狀態中了，需要放鬆壓力，調適自己的生活，也有必要去醫院做個身體檢查。

嚴格控制鹽的攝入量

食鹽是人們生活中必需的調味品。在菜餚中適當放點鹽，既調味又有利於人體健康。鹽可以調節人體內水分均衡的分佈，維持細胞內外的滲透壓，參與胃酸的形成，促進消化液的分泌，能增進食慾；同時，還可以維持機體內酸鹼度的平衡、體液的正常循環。

人不吃鹽或吃得過少會造成體內的鈉含量過低，出現食慾不振、四肢無力、暈眩等現象；嚴重時還會出現厭食、噁心、嘔吐、心率加速、脈搏細弱、肌肉痙攣、視物模糊、反射減弱等症狀。

在通常情況下，人體每日的需鹽量約為6克，這樣才可以維護身體的健康。

缺乏鈉雖然會造成體內電解質不平衡，但對於生活條件優越、飲食講究精緻、過度重視食物色香味與口感的現代人而言，缺乏鈉的可能性微乎其微，反倒是因為現代人在烹調時加入醬油、沙茶醬、番茄醬、甜辣醬等調味料，導致鹽攝取量高於每日的需求量。高鹽飲食是現代人必須注意的問題，高鹽食物會增加胃癌的發生率，導致腎臟負擔增大；還會促使骨鈣質流失，增加骨質疏鬆症的發生率。高鹽往往是導致高血壓、心臟病，甚至是引起中風的危險因素。

有些腎臟病患者應該限制鹽的攝入量。在急性腎炎伴有明顯水腫的時候應改吃無鹽膳食，在慢性腎炎急性發作期伴有高血壓、水腫時，也應限制鹽的攝入量。這是因為患腎炎時細胞外液的鈉鹽增多，滲透壓增高，造成水和鈉在體內的瀦留，容易引起水腫的發生。此外，腎臟病患者大多伴有高血壓，此時限制鹽的攝入量，可以避免鈉鹽在體內增多，使水分增加，加重高血壓。

當然，腎臟病較輕的患者和血壓或水腫症狀不是很嚴重的腎臟病患者，飲食應以清淡為宜，菜中允許加入少量的鹽。總之，腎臟病患者需根據不同的病情及具體情況，採用不同劑量的鹽攝入量，達到既不影響食慾，又能控制疾病的目的。

專家提示

近幾年來，人們開始崇尚自然，以為天然的就是最好的，認為取用未經處理的天然鹽，可吸收其中的礦物質，增進人體健康。事實上，天然鹽礦物質含量不均勻，甚至可能有重金屬污染，若長期食用反而有礙身體健康。

你知道嗎？

如何獲取鹽分？

食鹽是人體必需品，沒有食鹽，再美味的食物吃起來也會索然無味，而且會嚴重影響人體的生理功能。腎臟疾病由於特殊的病理特徵，對鹽的攝入量應該嚴格控制。

如果患者出現水腫、高血壓、尿少症狀時，則需要低鹽甚至忌鹽。

相反，如果患者出現腎小管病變、腎盂腎炎和間質性腎炎時，人體排出的水和鈉增多，導致人體多尿、失水低鈉、低血壓等症狀時，這時不僅不需要忌鹽，還需要增加鹽的攝入量，以便補充人體正常需要的水和鈉。

洗澡的好處不言而喻

一般情況下，腎臟病患者的機體免疫力會下降，而皮膚是保護機體不受外界侵害的第一道防線。所以為了患者的健康，應該注重皮膚護理，勤洗澡。

從醫學角度來看，讓腎臟病患者勤洗澡，是一筆花錢少的健康投資。主要有以下幾方面好處：

(1) 勤洗澡，可使皮膚汗腺開口暢通，及時排出污垢，可以大大減少細菌的滋生。洗澡時如果能進行適當的擦洗，則可促進血液循環、消除疲勞，有助於睡眠。

(2) 洗澡可以促進血液循環，保持血管暢通，減少血栓的形成，減少腦中風或心肌梗塞的發病率，減少結石的形成。

(3) 腎臟病患者一般食慾下降，洗澡會促進消化功能，增進患者的食慾。

(4) 洗澡還會使患者保持心情愉悅。

(5) 對於高血壓病患者，洗澡水的溫度要適宜，不宜過高，也不能太低。水溫過高，容易導致血壓突然升高，影響患者的健康。

(6) 洗澡時最好不要長時間站著，最好使用盆浴。因為站得時間長了，患者容易頭暈，甚至摔倒。

(7) 洗澡時，要調節好室內的溫度，保證溫度適中，防止患者感冒。

(8) 不可空腹洗澡，空腹洗澡容易使患者體力消耗，從而導致頭暈，甚至虛脫。

(9) 飯後也不宜立刻洗澡，這是因為飯後大量血液流入消化系統，倘若此時洗澡不但會影響食物消化，還會使體表血流量增加，從而導致大腦供血不足，使患者暈厥。

(10) 洗澡的時間不宜過長，盆浴20分鐘，淋浴5分鐘左右即可。長時間洗熱水澡，人體會大量出汗，使血液變得黏稠、皮下血管擴張，容易導致血栓或心腦等器官相對缺血。

(11) 腎臟病患者洗澡時，身邊最好有家屬陪伴，以免發生意外。

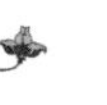

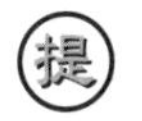
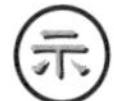

專家提示

洗澡雖然對腎臟病患者有如此多的好處，但洗澡也不能過勤，否則會傷害到皮膚的角質層，破壞正常的皮膚結構，病菌很容易入侵，對腎臟病患者的恢復和治療是非常不利的。

飲酒對腎臟的損害

人們常說「無酒不成席」「酒逢知己千杯少」，由此可見，中國的酒文化真是源遠流長。在我國，飲酒人數一直呈上升趨勢。目前，我國男女飲酒率分別為84.1%和29.3%。自古以來，適量的酒被認為「百藥之長」，只要喝的方法得當、不過量，確實是有益於身體的，能起到健體強身之功效，對心血管疾病也有預防效果。

但中國還有一句古話「酒是穿腸毒藥」，每天過量飲酒，不但會將保健效果歸零，還會帶來不少危害。一次飲酒過量除造成醉酒之外，還會造成慢性酒精中毒，出現智力減退，慢性胃炎，肝、心、腎等病變，肝硬化，多發性神經炎等多種嚴重的疾病。酒精還會使男性出現陽痿；對於妊娠期的婦女，即使是少量的酒精，也會使未出生的胎兒發生身體缺陷。

酒精對身體的作用，是由它在血液中的濃度來決定的。酒精由消化系統進入血液，在血液中停留，直到它被肝臟所分解，或是隨尿液被排出體外。人喝酒以後，酒精在肝臟中分解，所以酒精對肝臟的危害最大。

飲酒對腎臟也有傷害，飲酒會影響機體的氮平衡，增加蛋白質的分解，增加血液中的尿素氮含量，這必然增加腎臟負擔。

同時飲酒可以使腎素等血管活性物質釋放增加，酒精會抑制尿酸在腎臟的排泄，葡萄酒和啤酒在體內的代謝還會使尿酸生成增多，多飲啤酒還可導致結石的形成。

對高血壓腎病或慢性腎功能不全的患者來講，大量飲酒更是疾病康復的「攔路虎」。研究證明，飲酒可使血壓升高。飲酒量與血壓水準相關，飲酒越多，高血壓的發生率越高。

高血壓腎病患者喝酒會使細胞中的結合水喪失；肌肉中肌酸代謝亢進，會使血肌酐升高；會使酒精分解時產生的酸性物質出現代謝性酸中毒。臨床表現為噁心、食慾不振、精神抑鬱、頭痛等症狀。所以高血壓腎病患者應儘量少飲酒。高尿酸血症患者更應該禁酒。

專家提示

醉酒後許多人會喝上幾杯濃茶以解酒。其實，喝濃茶非但不能解酒，還會火上澆油。酒後飲茶時，茶中的茶鹼會迅速通過腎臟，產生利尿作用。而此時，酒精被轉化為乙醛還沒有來得及轉化為二氧化碳和水，而由於乙醛對腎臟有較大刺激作用，反而會危害健康。

你知道嗎？

你喝酒成癮嗎？

想測試一下你的酒癮嗎？趕快來吧！

1. 你經常喝酒嗎？

A. 從來不喝　B.　每月 1 次　C. 每週 1 次　D. 每天都喝

2. 通常情況下，你每天會喝多少酒呢？

A. 50～100cc　B. 150～300cc　C. 350～450cc　D. 500cc兩以上

3. 如果長時間不喝酒，你會有喝酒的慾望嗎？

A. 從不　B. 每個月有 1 次　C. 每隔半個月會有　D. 經常有

4. 你會因為喝酒而耽誤事情嗎？

A. 從不　B. 每月 1 次　C. 每週 1 次　D. 經常

5. 你經常早晨起來就想喝酒嗎？

A. 從不　B. 每月 1 次　C. 每週 1 次　D. 經常

6. 喝酒之後，你會感到自責嗎？

A. 從不　B. 每月 1 次　C. 每週 1 次　D. 經常

7. 你是否因為經常飲酒，對家庭漠不關心呢？

A. 從不　B. 每月 1 次　C. 每週 1 次　D. 經常

8. 即使經濟陷入危機，你也要堅持喝酒嗎？

A. 從不　B. 每月 1 次　C. 每週 1 次　D. 經常

9. 你或你的家人有沒有過因你喝醉酒而受到傷害的經歷？

A. 從沒有　B. 每月 1 次　C. 每週 1 次　D. 經常

10. 是否有人擔心你的喝酒問題，並建議你少喝酒？

A. 從沒有　B. 有一兩個人　C. 有幾個人　D. 身邊所有的人

【測試結果】：

選擇「A」得1分，選擇「B」得2分，選擇「C」得3分，選擇「D」得4分。

你的答案在1～9分，很慶幸你沒有喝酒成癮，一定要保持！

你的答案在10～20分，説明你對酒精有輕度依賴，一定要控制飲酒的量了。

你的答案在20～30分，説明你對酒精有中度依賴，建議你及時戒酒。

你的答案在30～40分，説明你對酒精有嚴重依賴，必要時建議看醫生。

香菸──腎臟的天敵

吸菸有害健康這是眾人皆知的常識。全世界每年因吸菸死亡的人數達250萬人之多，一個每天吸15～20支香菸的人，患肺癌、口腔癌或喉癌致死的概率，要比不吸菸的人大14倍；其患食管癌致死的概率比不吸菸的人大4倍；死於膀胱癌的概率要大 2 倍；死於心臟病的概率要大 2

倍；吸菸還可以造成精子染色體異常，易生出畸形兒。每天吸菸超過20支的男子，他的孩子患癌症的概率比一般人高42%。

儘管吸菸的危害已是家喻戶曉，但是吸菸對腎臟的危害卻是過去沒有受到重視的一個新問題。

大量研究發現，吸菸對腎臟有明顯的腎臟毒性作用，吸菸男性尿液中的蛋白水準相對較高，而這正是其腎臟功能受損的表現之一。

吸菸男性腎臟功能損傷的危險性要比不吸菸的男性高出3倍。吸菸還會使血壓升高，加重脂質代謝紊亂，加重小動脈痙攣，這些因素都可使腎臟病惡化，加重腎損害。所以說，吸菸是腎臟疾病的「幫兇」！

吸菸還會損害患慢性病患者的腎臟功能。原發性高血壓患者在沒有腎臟損害時，他們的尿內一般不含有蛋白質。但是，如果患者吸菸，他們的尿內就常常有蛋白質排出。這就說明吸菸能損害腎臟的濾過功能，以致蛋白質漏出。而一旦出現腎臟損害，就會進一步發展為腎功能衰竭。

另外，糖尿病患者的腎臟對於吸菸的毒害尤其敏感。如果糖尿病患者繼續吸菸，不管他們採取何種治療方法，糖尿病腎病也會很快惡化。相反，當糖尿病患者停止吸菸後，腎臟病變的進展就會明顯地緩慢下來，從而緩解對生命的威脅。

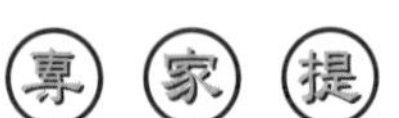
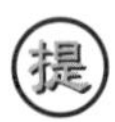

專家提示

對女性而言，吸菸不但會導致提前衰老，還容易使女性生育能力下降，而且吸菸的孕婦其胎兒畸形的發生率是不吸菸婦女的2~3倍。

你知道嗎？

戒煙小竅門

老百姓常說：「飯後一支菸，賽過活神仙。」因此，有大批的人沉浸在「吞雲吐霧」的自我陶醉中不能自拔。殊不知，這種「活神仙」的日子，正在一點一點吞噬您的健康。下面就介紹幾種戒菸的小竅門，希望能夠幫助您。

秘訣1：在菸癮上來的時候，喝上一大杯水，就可以逐步減少吸菸量，達到戒煙的目的。

秘訣2：在想吸菸時，連續十幾次將空氣深深吸入再慢慢吐出。

秘訣3：將蘿蔔榨成汁，加入適量白糖，每日按時服用。

秘訣4：取地龍20克、魚腥草20克、遠志15克，加入500克水煮至水剩一半，早晨空腹服下後，36天內禁止吸菸，就可輕鬆戒掉。

秘訣5：想吸菸時，適當地做擴胸運動或原地跳躍，會很有幫助。

每天保證充足的睡眠

失眠是一種中老年人較為普遍又十分痛苦的現象。不良的睡眠不僅會使生活、工作的樂趣大打折扣；同時，身體臟器無法得到休息，還會導致神經衰弱、內分泌紊亂、血壓及血糖升高、性功能障礙，或產生憂鬱症等症狀，很容易發生器質性的病變，如高血壓、心臟病以及慢性腎臟病等。長期睡眠不足，會刺激人體釋放更多的腎上腺皮質激素。這種激素過多，就很容易使人在腹部堆積脂肪，導致肥胖。由此可見，要保持健康的身體，必須保證充足的睡眠。

人的一生有1/3的時間在睡眠中度過，正確的睡眠方式與良好的睡眠狀態，能補充能量、恢復精力，有「養陰培元」的功效。

要改變睡眠不足的狀況，首先，要從建立良好的作息習慣做起。具體睡眠時間建議每晚9～11點休息，爭取在11～1點入睡。中醫認為，子時（即23～1點）是陽氣最弱、陰氣最盛的時候，這個時候睡覺，最能養陰，睡眠品質也最好，可以達到事半功倍的養生效果。

其次，為了讓自己容易入睡，要保持臥室空氣清新，溫度不宜過高，還要保持一定的濕度。

第三，經常進行體育鍛鍊可以改善睡眠的品質。但在入睡前3小時不要做劇烈運動。

第四，從下午起就不要再喝含咖啡因的飲料，更不要在臨睡前靠大量的酒精來幫助入睡。

成年人每天保持7小時的睡眠最有利於健康。如果一天總的睡眠時間少於6小時，臨床上就認為是失眠。但睡眠時間過長也不利於健康，有時9小時睡眠比6小時睡眠的副作用還大。

你知道嗎？

巧治失眠

腎臟病患者需要適當休息，充足的睡眠對患者的治療和恢復非常重要。下面介紹幾種治療失眠的秘方。

秘方一：取蜂蜜1兩，用溫開水沖開，睡覺前服用。

秘方二：取豬心 1 只，加入少許鹽用水煮熟，然後食用。

秘方三：取桂圓15～30克，加入少許糖用水煮沸，臨睡前服用，有助於睡眠。

秘方四：取生百合500克，然後加入適量白糖，再加入500毫升水煮沸，每天分2～3次服用。

秘方五：取核桃仁30克、黑芝麻30克、桑葉80克，將其搗成泥，做成藥丸狀，一日兩次，每次服3丸，可治療神經衰弱、失眠多夢。

秘方六：嚴重失眠者，可採用中醫針灸治療。

不喝成分不明的水

腎臟好比廢物處理機，專門處理人體所產生的廢物。把身體內的代謝廢物和多餘的礦物質與水混合後以尿液的形式排出體外。腎臟不僅要把這些髒東西過濾清除，還要不斷循環血中水分、礦物質、養分及化學物質，使它們達到平衡狀態。所以，腎臟又被形象地稱為「身體的化學家」。

多喝水對腎臟非常有好處。但有的人覺得多喝水，小便量多，去洗手間的次數自然也多起來，這怕引起腎虧。其實，適量飲水能減少腎臟的工作量，好比清潔工人用手推車運走堆積如山的垃圾一樣，水就是「手推車」，「手推車」越多，垃圾就越容易清理乾淨；手推車少，清潔工人就要加倍地幹活。所以，認為喝水多會引起腎虧是錯誤的。

人們去旅行時，在領略大自然風光的同時，經常會看到許多原生態的自然水，如山崖中的礦泉水或是湍流不息的河水。看著清澈的原生態自然水，人們總會忍不住想嘗嘗，殊不知，這些成分不明的水飲用後會對腎臟不利。

有些水看似清澈，但其中可能帶有某些細菌或是已經受到污染，貿然飲用，可能會對健康不利。而且有些水中可能含有鉛、鎘、鉻等重金屬，如果水中的這些重金屬含量太高，人們飲用後，會使血液中含有過量的重金屬，在腎小球濾過時可能損害腎小球的功能，引起腎臟的功能進一步降低，進而損害腎臟。

所以，在日常生活中，一定要注意切勿飲用成分不明的水，以免鉛、鎘、鉻等重金屬含量太高而損害腎臟。

專家提示

純淨水和礦泉水都不宜長期飲用。純淨水不僅除去了水中的細菌、病毒、污染物等雜質，也除去了對人體有益的微量元素和礦物質，長期飲用會使人體內的營養物質失去平衡。礦泉水雖然含有一定量的微量元素，但如果人體所需的微量元素已經足夠，再多補進去，就會導致微量元素代謝失調，增加腎臟負擔而引起腎結石、尿道結石及膽結石等。

你知道嗎？

腎臟病患者飲水有講究

水是生命之源，「多飲水有益於健康」似乎已經成了眾所周知的生活常識。多飲水對身體健康的人來說，是一種好習慣。可是，對於腎臟病患者來說，如果不根據自己的病情而大量飲水，則會釀成大患。

腎臟病患者如何正確飲水呢？

(1) 順其自然，人體若發出口渴的信號，則需立即飲水。信賴人體的自動調節，是腎臟病患者飲水的通則。

(2) 有水腫及高血壓症狀的腎炎患者，飲水時則應根據水腫的程度、尿液的多少來決定飲水量。輕度水腫患者，適量減少飲水量即可。

(3) 如果患者水腫嚴重，則必須嚴格控制飲水量。

(4) 慢性腎功能衰竭患者，當尿液量大大減少時，每天的飲水量也要相應減少。需根據尿量判斷每天的飲水量。一般情況下，用前一天的尿量，再加500毫升水就可以了。

(5) 並不是所有的腎臟病患者都需要減少飲水量。也有例外的，如腎結石患者，則需要在日常生活中多飲一些水。前提是患者的腎功能正常。

注意衛生，預防感染

眾所周知，引起腎臟病的原因有很多，除了高血壓、糖尿病、過敏性紫癜、自身免疫性疾病等引起的腎臟病外，感染也是引起腎臟病的主要因素之一。常見的感染因素有咽喉炎、扁桃體炎、肺部感染、腸道感染、泌尿系感染和皮膚感染。

人們也許會覺得奇怪，這些感染部位與腎臟的生理部位相隔這麼遠，怎麼會引發腎臟疾病呢？您可不要忘了它們在共用一個循環系統。當身體其他部位有感染病灶存在時，致病菌的某些成分可作為抗原，誘發免疫複合物介導的腎小球腎炎，導致血尿、蛋白尿、腎小球濾過率下降、水腫和高血壓等臨床症狀出現。

因此，一旦患上感冒、扁桃體炎、肺炎等疾病，一定要及時醫治，預防感染發生。同時，注意個人衛生，加強體育鍛鍊，增加機體的抵抗力也是非常重要的。平時要勤洗澡、勤換衣服，保持室內環境的清潔衛生。在秋、冬等感冒多發季節，儘量少到人多的公共場所，不要與別人共用餐具或毛巾，要經常洗手，預防交叉感染。

尿路感染是一種常見病，尿路感染如不及時醫治，最容易引發腎臟疾病。尤其是女性，由於其特殊的生理結構，造成逆行感染的概率很大。

細菌可以直接由尿路逆行上升，導致腎盂腎炎出現。因此，為了防止細菌逆行導致尿路感染，要保持會陰部及尿道口的清潔衛生。

老年人由於膀胱、尿道肌肉鬆弛，黏膜變薄，抵禦疾病的能力很低，易出現感染，所以更應該注意尿路衛生。每晚臨睡前，最好用溫水清潔、沖洗外生殖器及肛門周圍，最好用流動沖洗方式，避免盆浴。

特別是對體質較弱的慢性病患者，如糖尿病、心臟病、腫瘤患者，最好能每天堅持如此。還要勤換內褲，這也是防止泌尿道感染，保護腎臟的重要措施。

專家提示

夏季，人們都喜歡游泳，但由於游泳池中人源和水源的流動，很容易使人把細菌帶入尿道裏，引起感染。所以，喜歡游泳的朋友要注意，不要在不活動的水中游泳，更不能去江、河等水中游泳。

合理調節性生活

俗話說「人到中年萬事憂」。人步入中年後，雖然精力仍然充沛，但是腎中精氣已日漸衰弱。所以中年人應該合理調節性生活，提高每次性生活的品質。

專家稱：20多歲的年輕人，一週5～7次性生活屬正常；30多歲時一般每週3～5次；40多歲時一週1次；50多歲時最好一個月1次。如果超過了正常次數就屬於性生活過頻，而中年人的性生活更要適度。

健康、合理的性生活對很多病症都有意想不到的緩解和抑制作用。

首先，經歷一次和諧的性生活後，緊張激動的身體開始放鬆，有助於消除失眠症。而且性生活越是美滿，事後也越容易入睡。

其次，適當的性生活有助於防止大腦老化和促進新陳代謝，增強記憶力；同時，還可以促進血液循環，增強心臟功能和肺活量，減少心臟病和心肌梗塞的發生。

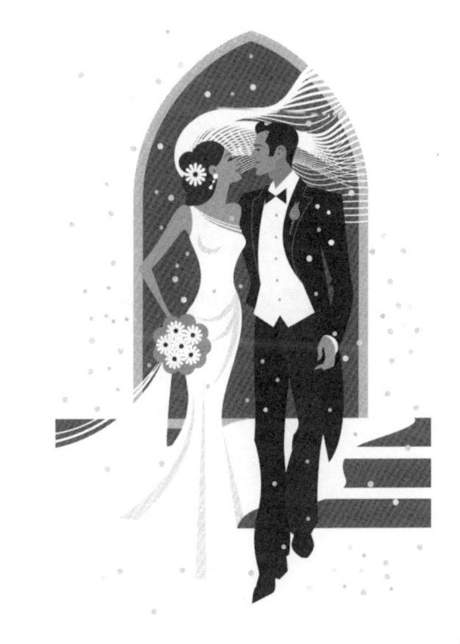

第三，性生活可以使腎上腺素均衡分泌，從而形成良性的循環，使免疫系統能保持較好的狀態。第四，女性在35歲左右時，骨質開始疏鬆，而性愛可以調節膽固醇水準，保持骨骼密度，減

緩骨質疏鬆。適度的性生活，也可使男性的睾丸酮分泌量增多，提高骨髓造血功能，減少體內脂肪的存積。

許多中年人認為，腎臟是影響性功能的最主要器官，把腎補好，才能提高性生活品質。其實，影響性功能的疾病有很多，如糖尿病、心腦血管疾病、前列腺疾病、外傷等。腎功能好壞與性功能強弱沒有必然關係，把腎補過了還可能會適得其反。

所以，中年人平時應該注意勞逸結合，保持飽滿的精神狀態，維持陰陽平衡，這樣才能擁有和諧的性生活，而不要把希望一味地寄託到補腎上。

專家提示

性生活後，一定不可喝大量冷水。兩性性愛過程中，胃腸道的血管一直處於擴張狀態，激情過後，胃腸黏膜充血尚未恢復常態，這時如果喝入冷水就會使胃腸黏膜突然收縮而受到損害。性生活後，可適當喝些溫水，以補充水分。

你知道嗎？

何謂合理的性生活？

性慾是人類正常的生理現象和要求，正常、適度的性生活，不僅可以增進夫妻感情，同時還有益健康。可是一些患者，一旦確診患了腎臟病，則視性生活為「虎穴狼窩」，完全禁止性生活，其實大可不必這樣。

一般來說，對於腎臟病患者而言，腎臟本身就已受損，非常脆弱，倘若性生活再不節制，則會加重對腎臟的損害，對身體的康復是非常不利的。

一些腎臟疾病必須「節慾」。如在急性腎炎和慢性腎炎急性發作期，或者病情沒有穩定下來時，則不宜過性生活，否則就會加重病情。

但這並不是說腎臟病患者就不能過性生活，其實，患者只要根據自己的病情，適度減少性生活，以此養息腎臟，正常的性生活還是可以過的。

患者對於性生活的合理調整還需要家屬的配合。作為家屬，要正確理解「節慾」的含義，採取主動的態度配合患者的治療。在性生活過程中，患者本人和家屬都應該特別注意生理衛生，房事前後均應清潔外陰部，以免病毒侵入，加重患者腎臟的損害。

第 5

腎臟病的靈丹妙藥 ——食療法

腎臟非常嬌嫩，對許多毒物敏感性很強，再加上藥補不如食補，所以腎臟病患者在飲食上要特別注意。腎臟病患者除需要注意各種營養素及礦物質的攝取外，還應注意正確的烹調法也有助於達到理想的治療效果。

健康測試

你的飲食合理嗎？

俗話說「民以食為天」，現在人們生活水準普遍提高了，越來越多的人也開始注意飲食調理了。你想知道自己的飲食是否合理嗎？不妨做一做下面的測試吧！

1. 用餐過後，你是否立即吃水果？

A. 經常吃　B. 吃　C. 很少吃或不吃

2. 你經常食用菠菜、洋白菜、甘藍、菜花等帶綠葉的蔬菜嗎？

A. 經常吃　B. 吃　C. 很少吃或不吃

3. 你吃萵苣或番茄嗎？

A. 經常吃　B. 吃　C. 很少吃或不吃

4. 你是否經常吃新鮮水果、乾果和水果罐頭？

A. 經常吃　B. 吃　C. 很少吃或不吃

5. 你經常食用粗糧嗎？

A. 經常吃　B. 吃　C. 很少吃或不吃

6. 你經常吃胡蘿蔔或辣椒等黃色蔬菜嗎？

A. 經常吃　B. 吃　C. 很少吃或不吃

7. 你經常吃豆類食物，如豆腐、豌豆、大豆嗎？

A. 經常吃　B. 吃　C. 很少吃或不吃

8. 你的晚餐是否通常是三餐中最豐盛的？

A. 是　B. 偶爾　C. 不是

9. 你經常吃柚子、柳丁或橘子嗎？

A. 經常吃　B. 吃　C. 很少吃或不吃

10. 你經常將瓜子、花生或其他乾果作為零食食用嗎？

A. 經常吃　B. 吃　C. 很少吃或不吃

11. 你經常吃肥肉嗎？

A. 經常吃　B. 吃　C. 很少吃或不吃

12. 你經常喝低脂優酪乳或低脂牛奶嗎？

A. 經常喝　B. 喝　C. 很少喝或不喝

13. 你到外面就餐，點菜時，會點蔬菜類的菜嗎？

A. 經常點　B. 點　C. 很少點或不點

14. 你是否經常吃燒烤類食物，如羊肉串、烤魷魚等？

A. 經常吃　B. 吃　C. 很少吃或不吃

15. 你是否經常吃鹹菜以及鹹魚、臘肉等醃製食品？

A. 經常吃　B. 吃　C. 很少吃或不吃

16. 你是否經常吃肯德基、麥當勞等速食？

A. 經常吃　B. 吃　C. 很少吃或不吃

17. 你是否經常吃洋蔥、大蒜、薑？

A. 經常吃　B. 吃　C. 很少吃或不吃

18. 你是否經常用咖啡、冷飲或罐裝甜飲料代替日常飲水？

A. 經常　B. 偶爾　C. 從來不

19. 你是否經常不吃早餐？

A. 經常　B. 偶爾　C. 從來不

20. 你是否經常挑食？

A. 經常　B. 偶爾　C. 從來不

測試結果：

選擇「A」為3分，選擇「B」為2分，選擇「C」為1分。

分數在20～30分：表明你的飲食非常合理，營養成分相當高，希望你能保持下去。

分數在31～40分：表明你的飲食結構出現了一些問題，為了健康一定要及時調整。

分數在41～60分：表明你的飲食結構非常的不合理，對你的健康已經構成了嚴重的威脅，建議你立即進行調整,儘快改變錯誤的飲食結構。

腎臟病患者不可忽視飲食療法

人類在對世界的探究過程中，經由「嘗百草」的方式，在眾多植物中選擇出一些最有營養的作為維持日常生活所必需的食物，這就是我們所吃的糧食。同時，人們還發現許多植物有一定的治病功效，於是人們根據它們的藥性將其加以區分，這就是我們所說的中藥。

很多中草藥，既可作為治療疾病的藥物，同時也是很好的食品。如我們日常生活中的很多蔬菜、水果常常也都同時具有食用和藥用兩方面的性能。

我們所說的「飲食療法」就是以中醫的「藥食同源」為理論基礎，應用具有藥理作用的食物來防治疾病、保健強身的一種方法。它是我國傳統食養經驗在不斷吸取新的知識、不斷進行臨床實踐、不斷提高的基礎上，逐步形成的一門專門的科學。

飲食療法既可預防疾病、延年益壽，又可對疾病起治療作用。它不僅可以提供人體生理所必需的營養素，還能夠調節免疫功能的平衡，維持身體內部環境，保持相對恒定以及調整物質代謝，糾正人體的病理狀態，起到良好的養生作用。藥用食物不但治療安全，而且能滋補身體，還有很重要的一點就是能避免化學藥物給人體帶來的不良副作用。所以，飲食療法很容易被人們所接受，也普遍受到歡迎。

飲食療法具有安全有效、取材方便、進食可口等特點，下面就為大家介紹一下飲食療法的主要種類：

一、單純採用食物

用食物或食物的鮮汁製成飲料、羹湯、釀製品、蜜餞、糖果以及米飯、粥類和菜等。

二、食物加藥物

把食物和藥物經過烹飪或加工後製成食品，這也就是我們常說的藥膳。

三、食物加營養素

在食物中加入維生素類、無機鹽以及微量元素等，這種方法主要是加強某一方面的營養或起到輔助治療的作用，從而防治疾病。用這種方法製成的食物，一般又稱之為「強化食品」。

大多數腎臟疾病都屬於慢性病，臨床治癒後還需要長期的調養。所以，腎臟疾病更需要加強飲食調養，加強自我保健，治養並重，防患未然。很多食物在針對腎臟病的治療中，都起著極其關鍵的作用。

腎臟病患者除了用藥物治療外，如果再輔助以飲食治療，不僅能夠加快疾病的恢復，並且對日後的預防、良好生活習慣的養成都有很大的幫助。

專家提示

「春養肝、夏養心、秋養肺、冬養腎」，可見，飲食和季節之間關係密切。由於季節不同，食補的要點也不同。中醫專家認為，冬季是一個營養收藏的季節，此時食補效果最好。

腎臟病患者的飲食原則

不同腎臟病患者在日常生活中的飲食也各不相同。總體來說，腎臟病患者的飲食除了多吃清淡而富含維生素的食物，如：新鮮蔬菜、水果，還需講究低鹽、低脂的原則，但需要注意的是，腎功能正常時，患者可以正常食入蛋白；若腎功能不好，患者就需要食入優質低蛋白、高纖維食物。

一、低鹽飲食

腎臟病患者低鹽飲食的重要性，我們在前面幾章的內容中已經反覆提到。低鹽飲食的標準為每天攝入食鹽量小於3克。對於水腫明顯或血壓升高的患者來說，更應該限制鈉鹽和水的攝入量。

水腫患者水和鈉鹽的攝入量應該根據患者水腫的程度、尿量的多少、每天體重的變化、血清鈉離子的含量、血壓、心肺功能等由醫生具體制定。同時，進入腎功能不全期的患者應該注意低磷飲食，少食肉類、水產品、動物內臟、芝麻、花生、核桃、蜂蜜、蛋黃、各種乾果等含磷量比較高的食物。

二、低動物脂肪飲食

腎臟病患者應該多食用富含多聚不飽和脂肪酸的植物油、魚油，特別是腎病綜合徵患者。因為腎病綜合徵患者常伴有高血脂症，長期高血脂症可引起動脈硬化。因此，要慎食豬油、蹄筋、肥肉及富含動物脂肪的食物，以免加重高脂、高膽固醇血症，加快腎小球硬化進程。

三、優質低蛋白飲食

在高熱量的前提下，腎功能正常者每日每公斤體重攝入蛋白量為1.0～1.2克，腎功能不全者為0.6～0.8克。蛋白的攝入應以富含必需氨基酸的優質蛋白為主，如：魚、蝦、雞蛋、瘦肉、牛奶等，應占50%以上。盡可能少食富含植物蛋白的食物。

每天攝入優質蛋白的量需根據患者的公斤體重換算出

肉、蛋、奶的具體數量，以便患者參考，具體換算關係如下：

優質蛋白質含量：1個雞蛋＝6克蛋白質，50克瘦肉＝10克蛋白質，100克牛奶＝3克蛋白質。

四、高纖維飲食

常見高纖維食物有穀類：大麥、燕麥、蕎麥、高粱、糙米、麥麩、薏米等。蔬菜：筍類最高，胡蘿蔔、青豆、豇豆、黃豆芽、韭菜、大蒜苗、黃花菜、香椿、白菜、花菜、芹菜、茭白、萵苣、辣椒等。水果：火龍果、木瓜、山楂、杏乾、梅乾、橄欖等。

除了「三低一高」的原則外，慢性腎衰各期的患者應高熱量飲食，攝入足夠的碳水化合物和脂肪，以供給人體足夠的熱量。可多食用植物油和食糖。進入腎衰階段的患者，應低鉀飲食，防止高鉀對神經、肌肉系統甚至對心臟造成不良影響，危及生命安全。

腎臟病患者還要注意，雖然飲食對腎臟病的調養有一定的作用，但腎臟病康復的支柱還是腎臟病的規範治療。

專家提示

腎臟病患者應少吃西瓜。西瓜雖然可以利尿消腫、清熱消暑，但多吃會導致尿頻，亦會增加腎臟負擔，再者西瓜糖分在體內的累積也是疾病潛在的危險因素。

腎臟病患者的飲食誤區

健康的身體從飲食開始。那麼，腎臟病患者到底應該吃什麼？怎麼吃才算健康呢？專家透過調查分析，總結了腎臟病患者四大飲食誤區：

誤區一：不瞭解食物中的碳水化合物

在飲食中存在著兩種碳水化合物：一種是簡單碳水化合物，如糖、蜂蜜、果醬、普通汽水和一些含酒精的飲料；另一種是複雜的碳水化合物，如糧食、豆類、馬鈴薯、白薯、嫩玉米以及一些新鮮水果和包括瓜子在內的乾果。我們飲食的一半由碳水化合物組成，在這些碳水化合物中，只有將近10%是糖分。在人們選擇複雜碳水化合物食品的時候，經常犯這樣的錯誤：大多數人習慣選擇米飯和白麵包而不選擇全麥麵包。殊不知全麥麵包具有很多優點，它們含有纖維和植物化學成分，可以預防一些疾病，如癌症、心臟病和糖尿病等。

誤區二：強調營養，飲食單一

絕大多數腎臟病患者在飲食上單一強調營養，而缺乏對飲食上合理搭配的重視。事實上，腎臟病飲食應用各種顏色搭配。這種飲食搭配可以平衡提供各種營養，如抗氧化的維生素、葉酸（特別是深綠色蔬菜含有這種成分），礦物質、纖維和植物化學成分等。

腎臟病患者應每天吃5份蔬菜和水果，儘量減少烹飪時間，這樣對預防癌症、糖尿病、高血壓、高膽固醇、骨質疏鬆、便秘和結腸病變非常有幫助。

誤區三：飲食中破壞了有益脂肪

一方面，生植物油中含有高比例的不飽和脂肪（有益脂肪），不含膽固醇，是維生素E的重要來源之一。特別是橄欖油還含有預防心血管疾病的物質。所以，人們在麵包上抹油的時候，習慣於塗抹動物油、人造黃油或者在烹飪時不使用植物油都是錯誤的。

另一方面，植物油經過高溫就變成飽和脂肪，或者分解後失去它的優點。所以，不要過多食用油炸食品。

誤區四：不瞭解食物中的鹽

人們都知道食鹽過量會增加患病的危險，如高血壓、動脈硬化、冠心病、腦出血和骨質疏鬆等。腎臟病患者更深知限鹽對自身健康的重要性，所以在日常的烹調過程中也要做到儘量少用食鹽。其實，鈉除了存在於日常烹飪所使用的調味鹽以外，還存在於許多食品中，因為它被用作防腐劑。因此，最好食用不經過加工的天然食品或含鹽量低的食品，如蔬菜、水果、糧食和豆類等。少食用冷盤、肉腸、罐頭、乾麵條等含鹽量高的食品。

專家提示

中醫認為胡瓜入肺、胃、腎，具有清熱利尿、除煩止渴、潤肺止咳、消腫散結的功能，可用於輔助治療腎炎、肝硬化腹水等症。

最養腎的食物

腎虛時會出現一系列衰老的現象，並引發身體諸多疾病。與其等到腎臟病找上門，再四處求醫問藥，不如先瞭解「腎」的喜好，多吃一些補腎、養腎的食物，從而增強體質、促進健康、提高生活品質。

俗話說「因地制宜」，對於補腎，當然還要看「腎」最愛的食物是什麼？下面為您提供一些參考，以幫助你補腎時能恰到好處，以便真正達到補腎的目的。

1. 冬蟲夏草

冬蟲夏草是一種平補陰陽的名貴藥材，有補腎和補肺的作用。冬蟲夏草雖然是一種副作用很少的滋補強壯中藥，但很少被直接食用。腎虛者可以用蟲草配合肉類，如豬瘦肉、雞肉或鴨肉等共燉，成為補益食品。

2. 海　參

海參能補腎之陽氣，是腎陰、腎陽雙補之品。凡腎虛的人都可以食用。

3. 海　馬

海馬能補腎壯陽，凡是腎陽不足之人，包括腎陽虛所致的陽痿、不育、多尿、夜遺、虛喘等，都可把海馬研細，每次服用1～2克，黃酒送服。

4. 牛骨髓

牛骨髓有潤肺、補腎、益髓的作用。腎虛羸瘦、精血虧損的人可以經常食用。

5. 狗　肉

狗肉除了有補中益氣的作用外，還有溫腎助陽的作用。腎陽不足、腰膝軟弱或冷痛的人適合食用。

6. 羊　骨

羊骨能補腎、強筋骨，對腎虛勞損、腰膝無力、怕冷、筋骨攣痛的人很有幫助。

7. 鱸　魚

鱸魚又稱花鱸、鱸子魚。既能補脾胃，又可補肝腎，強健筋骨。凡肝腎陰虛或脾虛胃弱的人都適合食用。

8. 山　藥

山藥是中醫中的「上品」之藥，除了具有補肺、健脾作用外，還能益腎填精。所以，凡腎虛的人，都應該常吃山藥。

9. 枸杞子

枸杞子具有補腎養肝、益精明目、壯筋骨、除腰痛等作用。尤其是中老年腎虛的人，食之最宜。

10. 芝　麻

芝麻有補肝腎、潤五臟的作用。尤其對由腎虛導致的腰酸腿軟、頭昏耳鳴、髮枯、髮落及早年白髮、大便燥結的患者最為合適。《本草經疏》中就曾記載：「芝麻，氣味和平，不寒不熱，補肝腎之佳穀也。」

11. 粟　米

粟米又叫穀子、稞子，能補益腎氣。李時珍曾說：「粟，腎之穀也，腎臟病宜食之，煮粥食益丹田，補虛損。」

12. 豇　豆

豇豆也叫飯豆，能補腎、健脾，特別適合脾、腎虛弱的人，對腎虛導致的遺精、小便頻繁非常有好處。《本草綱目》中曾這樣記載：「豇豆理中益氣，補腎健胃，生精髓。」

13. 桑　葚

俗稱桑果，有補肝、益腎、滋陰的作用。適合腎虛的人，尤其適合腎陰不足的人食用。

14. 栗　子

栗子除有補脾、健胃作用外，更有補腎壯腰的功效，最適宜腎虛腰痛的人食用。李時珍曾說：「治腎虛腰腳無力，以袋盛生栗懸乾，每旦吃十餘顆，次吃豬腎粥助之，久必強健。」

專家提示

營養學家推薦，吃的食物越黑越健康。黑色食物一般含有豐富的微量元素和維生素，如我們平時說的「黑五類」，包括黑米、黑豆、黑芝麻、黑棗、黑核桃，對腎的滋養和呵護作用更是受到了專家的肯定。

你知道嗎？

其他食物的精選

• 蔬菜精選

韭菜、香菇、冬瓜、蓮藕、茄子、萵苣、黑大豆、刀豆、豇豆、綠豆、黑木耳、馬齒莧、山藥、薺菜、紅薯、蘿蔔、魔芋、絲瓜、西葫蘆。

• 水果精選

西瓜、烏梅、葡萄、桑葚、龍眼、檸檬、哈密瓜。

• 海鮮精選

黑魚、甲魚、牡蠣。

• 其他食品精選

豬腎、玉米粉、玉米鬚、牛奶。

腎臟病患者如何巧食豆類

蛋白質是人體必需的營養素，營養不良的人平時要多吃富含蛋白質的食物。豆類食品雖然是一種植物食品，但其蛋白質中的必需氨基酸，在數量和比例上都接近於動物蛋白。豆類食品的蛋白質含量高達35%～40%，其中大豆蛋白是最好的植物性優質蛋白質。在蛋白質含量豐富的同時，豆類食品的膽固醇含量卻遠遠低於魚、肉、蛋、奶，所以經常吃豆類食品，既可改善膳食的營養素供給，又可避免因吃過多肉類帶來的不良影響。

不僅如此，大豆還含有豐富的鈣、磷、鐵及B群維生素，而且富含亞油酸和磷脂。亞油酸有降低血中膽固醇的作用，是預防高血壓、冠心病、動脈硬化等的良好食品。所以豆類食品在人們的飲食中是不可缺少的。

很多人已經認識到蛋白質的重要性，並且也會在日常生活中不斷補充高蛋白，但其中也有一些是營養並不缺乏的人，比如一些中青年人，甚至兒童，他們平日已經是魚、肉、蛋俱全，還經常吃高蛋白營養品，這就無形中給腎臟增加了負擔。所以才導致很多腎臟病患者認為「腎臟病患者不宜吃豆類」，甚至對豆製品產生了抵觸情緒。

豆類中的蛋白質雖然是植物蛋白，但在正常情況下，人體攝入蛋白後經過代謝，大部分都會變成含氮廢物，由腎臟排出體外。如果這時豆類吃得過於頻繁，就會導致體內植物蛋白含量過高，產生的含氮廢物也隨之增加，因此會加重腎臟的代謝負擔。對於腎臟排泄廢物能力下降的老年人來說，多存在高血脂、高血壓和高血糖等問題，如果高蛋白食品吃得多了，很可能對腎臟產生不良影響，導致腎功能下降。此外，蛋白質攝入過量，很可能導致原有腎臟病的快速加劇，甚至引發腎功能衰竭。所以，腎臟功能不好的人，應該限制蛋白質攝入量。

但「限制」不等於「禁食」。醫生也強調只有腎功能下降到一定程度才應該嚴格限制蛋白質的進食量。近年來的研究也發現，黃豆中富含支鏈氨基酸，對腎臟病並無害處。專家們認為，對於身體健康的人來說，一週吃 2 次豆製品足夠了。

總體來說，豆類的營養非常豐富，脂肪含量很低，是很好的健康食品。只不過，除了各種各樣的豆子以外，豆製品種類也有很多，所以大家應該警惕食用豆類過量的情況，特別是腎臟病患者。

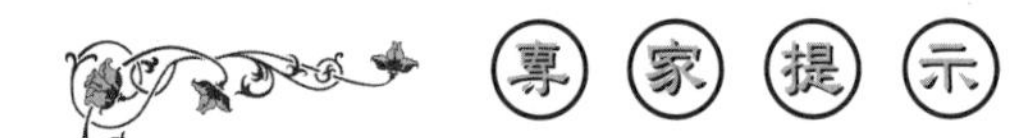

豆類製品中的嘌呤含量較高。患有嘌呤代謝失常的痛風患者和血尿酸濃度增高的患者，最好不要多吃，否則很容易誘發「急性痛風」。尤其是痛風發作期間，應該完全禁食豆類。

牛奶巧護腎

牛奶中含有豐富的蛋白質、鈣、維生素D等，包括人體生長發育所需的全部氨基酸，消化率可高達98%，是其他食物無法比擬的。牛奶已經成為人們日常生活中喜愛的食物之一。喝牛奶的好處如今已越來越被大眾所認識。

經過專家研究證實：每天喝一杯牛奶對人體至少有11大好處。

(1) 牛奶中的一些物質對中老年男子有保護作用，喝牛奶的男子身材往往比較勻稱，體力充沛，高血壓的患病率較低，腦血管病的發生率也較少。

(2) 牛奶中的鈣最容易被吸收，而且磷、鉀、鎂等多種礦物質搭配也十分合理。絕經期前後的中年婦女常喝牛奶可減緩骨質流失。

(3) 牛奶中的鉀可使動脈血管在高壓時保持穩定，減少中風的危險。

(4) 牛奶可以防止人體吸收食物中有毒的金屬鉛和鎘。

(5) 牛奶中的鐵、銅和卵磷脂能大大提高大腦的工作效率。

(6) 牛奶中的鈣能強健骨骼和牙齒，減少骨骼病的發生。

(7) 牛奶中的鐵、銅和維生素A有美容作用。

(8) 牛奶中的鎂能使心臟耐疲勞。

(9) 牛奶中的鋅能使傷口更快癒合。

(10) 牛奶中的維生素B能提高視力。

(11) 睡前喝牛奶有助睡眠。

中醫學認為，牛奶味甘、性微寒，具有生津止渴、滋潤腸道、清熱通便、補虛健脾的功效。喝牛奶對腎臟疾病的患者也非常有好處。因為牛奶中優質蛋白的含量占總蛋白含量的80%左右，不僅所含的必需氨基酸種類齊全、數量充足，蛋白質結構還與人體非常接近，更有利於營養的吸收和利用。除了蛋白質外，牛奶中其他營養成分對於腎臟病患者也非常有宜。

慢性腎功能衰竭患者身體中往往鈣磷比例失調，而牛奶中鈣磷比例合適，對糾正這種失調有很大作用。

牛奶中的脂肪含量為2%～3.2%，含有豐富的能量，且極易消化吸收，適合腎臟病患者，常喝還可使人皮膚潤澤，減輕患者因為疾病造成的皮膚乾澀、毛髮枯黃等症狀。

牛奶中所含的碳水化合物為乳糖，有調節胃酸、促進胃腸蠕動和消化腺分泌的作用，還能促進鈣的吸收。

牛奶中的乳糖含量不高，因此，即使是糖尿病腎病患者，每天也可以喝 1 杯牛奶，只要不另外加糖，就不會引起血糖波動。

喝牛奶雖然有許多好處，但也要找對適合自己的牛奶。如脫脂奶就適合老年人、血壓偏高的人群。高鈣奶適合中等及嚴重缺鈣的人、老年人、失眠者和工作壓力大的女性。另外，慢性腎衰竭晚期的患者需要注意，牛奶含水分較多，也應算到飲水量中，故要少喝。

專家提示

煮牛奶不要煮沸，也不要久煮，否則會破壞營養素，影響人體吸收。科學的方法是用旺火煮牛奶，牛奶將要開時馬上離火，然後再加熱，如此反覆三四次，既能保持牛奶的養分，又能有效地殺死牛奶中的細菌。

你知道嗎？

喝牛奶的注意事項

「每天一杯牛奶，強大一個民族」，由此可見，牛奶的營養價值非常高。因此人們也爭先恐後地加入了喝牛奶的隊伍。但有很多人卻陷入了喝牛奶的誤區。那麼，怎麼喝牛奶才算健康呢？

1. 購買牛奶時，一定要注意察看牛奶的包裝是否完好無損，是否已經過了保質期。

2. 牛奶不宜冰著喝，因為牛奶冷凍後，其中的脂肪、蛋白質將會分離，營養成分會遭到破壞，進而也會影響人體的吸收。

3. 牛奶的溫度也不宜過高，如果溫度過高，牛奶中的蛋白質會變成凝膠狀態，容易出現沉澱物，破壞牛奶的營養成分。

4. 通常情況下，為了防止牛奶中的營養成分流失，一般建議將牛奶加熱到75℃為最佳。

5. 切記，空腹不可飲用牛奶。

6. 喝牛奶時，最好小口慢慢飲用，千萬不要著急地一飲而盡。

7. 睡前喝一杯牛奶有助於睡眠，但最好選在睡前1個小時內飲用。

8. 雖然牛奶適用於任何人，但有些人喝過牛奶後，容易出現腹痛、腹瀉、脹氣等胃腸道症狀。此類人群在喝牛奶時，可以少量飲用或飲用優酪乳。

預防腎結石有訣竅

隨著人們生活水準的提高，營養過剩已經成為一種社會問題。營養過剩易導致高血壓、高血脂等疾病早已被人們熟知，可是另外一種疾病——腎結石卻往往會被人們所忽視。腎結石的形成，主要就是飲食失調導致的。那麼，如何杜絕腎結石的發生呢？

一、嚴格控制草酸的攝入

草酸是導致腎結石的主要因素。菠菜、豆類、葡萄、可可、茶葉、橘子、番茄、馬鈴薯、李子等，這些食物中都含有大量的草酸。草酸到人體後最終會形成草酸鈣，如果人類食用了大量含草酸的食物，尿液中的草酸鈣就會處於過飽和狀態，多餘的草酸鈣晶體就可能從尿中析出而形成結石。在食物中，含草酸最高的食物就是菠菜，而菠菜又是人們常吃的蔬菜之一。所以腎結石的患者不宜吃菠菜，因為尿液中的草酸鈣本身已處於過飽和狀態，如果再食用，就可能加重病情。

二、動物內臟莫多食

動物內臟中含有較多的嘌呤成分。嘌呤進入體內後，經由新陳代謝，最終形成尿酸，尿酸可促使尿中草酸沉澱。一旦人類食用了過多含嘌呤的食物，就會導致嘌呤的代謝失常，草酸便會在尿液中沉積而形成尿結石。

因此，腎結石患者的飲食中更需注意動物內臟的食用量，千萬不可因為貪嘴而多食。

三、掌握好脂肪攝入量

人體內大量脂肪的囤積會導致肥胖，此外脂肪還會減少腸道中可結合的鈣，導致人體過量吸收草酸鹽。此時，一旦排泄功能出現故障，如出汗多、喝水少、尿量少，就很可能在這種情況下形成腎結石。生活中，豬肉、牛肉、羊肉等各種動物的肉類，都是脂肪含量高的食物，如果不注意合理膳食必定會造成脂肪囤積。

就餐時，如果食用了油水多的食物，必須多喝水來稀釋尿液成分，促進排尿暢通，從而減少患腎結石的危險。

四、嚴禁糖分超標

專家們發現，無論是正常人還是腎結石患者，他們在食用糖後，尿液中的鈣離子濃度、草酸及尿液中的酸度都會有所增加。尿液中的酸度增加，會使尿酸鈣、草酸鈣易於沉澱，從而促進結石的形成。因此，患有腎結石的患者不宜多吃糖。

五、防止蛋白質過量

蛋白質是形成草酸鈣的重要原料之一，能促進腸道對鈣的吸收。但人體如果過量攝入蛋白質，就會無形中增加腎臟和尿液中鈣、草酸、尿酸成分的含量。如果這些成分不及時排出體外，就會形成腎結石。

為了預防腎結石，必須在飲食中合理搭配，做到各種食物適量食用，即使身體缺乏某種營養成分需要食補時，也不能一次性大量進食，以免對健康不利。

六、多飲水

有關專家研究表明，日常生活中，多飲用白開水可以稀釋尿液，尿液中的鈣離子和草酸根的濃度也就會降低，可以抑制草酸鈣結石的形成。此外，喝水還會增加50%的尿量，可使腎結石發病率下降86%。

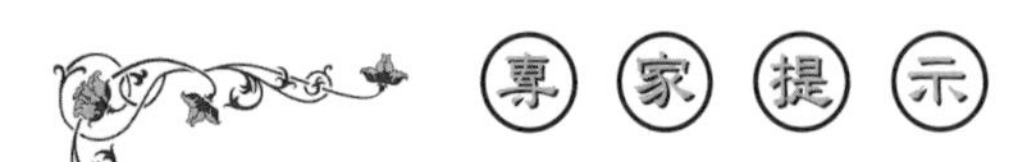

在日常生活中，千萬不能因為對某種食物的特殊喜好，而無節制地食用此種食物，這樣就會導致營養失調，勢必會影響自己的健康。

腎炎患者的飲食原則

對於腎炎患者來說，飲食治療是十分重要的。不規則飲食和不合理的飲食結構都會給腎臟造成負擔，從而不利於腎炎的治療。

一般情況下，腎炎患者在飲食中必須以少鹽為主，若血壓很高，水腫明顯，可給予無鹽飲食。

對於蛋白質的攝入量，一般情況下按正常需要量供給，成人每日每公斤體重0.8～1.0克，並選用生理價值高的蛋白質，如蛋類、乳類、肉類等，以補償排泄損失。

人體內對鉀的排泄主要是透過尿液。如果患者出現少尿或尿閉，鉀就會在人體內滯留，導致血鉀增高，出現心臟驟停，這時一定要限制含鉀多的水果和蔬菜的食用量。

另外，腎炎患者在日常生活中，應該適量、適時食用一些蔬菜和水果。如果發現患者尿量少，可吃冬瓜、絲瓜、西瓜、竹筍、蘿蔔、青菜等；如患者患有高血壓，可吃藕、玉米等；如患者尿中紅細胞多，可吃刺兒菜、馬蘭頭等。此外還必須補充豐富的維生素A、B群維生素及維生素C。

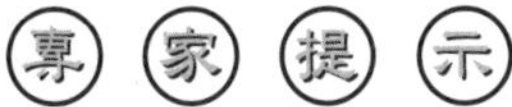

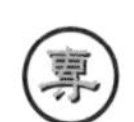
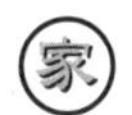
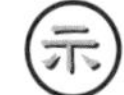

合理的營養治療可幫助患者減輕腎臟負荷、改善症狀、延緩疾病進展，從而起到提高生活品質的作用。但是在使用飲食療法的時候，一定要把握好尺度，否則就會適得其反。

腎炎患者應忌口

腎炎患者並不是所有食物都可以吃的，下面就介紹幾種腎炎患者應當忌口的食物。

一、雞　蛋

通常情況下，急性腎炎患者在患病期間，腎臟功能和新陳代謝功能都明顯下降，尿量也大大減少，不利於體內毒素的排出。如果患者大量食用雞蛋的話，就會造成體內更多毒素的聚積，使病情加重。

二、松花蛋

腎炎患者一般要求低鹽飲食，松花蛋的鈉含量很高，偶爾吃一些不要緊，但如果無節制地吃，勢必會增加體內鈉的含量，破壞低鹽的飲食原則，不利於腎炎的治療。

三、香　蕉

香蕉的營養非常豐富，而且香甜可口，是多數人喜歡吃的水果。但是，香蕉對於腎炎患者和腎功能不好的人來說，可是有百害而無一利。

因為香蕉含有比較多的鈉鹽，如果腎炎患者經常吃香蕉，就等於攝入了大量的鈉鹽，致使腎臟負擔加重，水腫、高血壓等症狀也會隨之加重。

四、辛辣食品

辛辣食品，如辣椒、蔥、薑、蒜、芥末等，一般刺激性比較大，這些食物到達體內後，會由腎臟排泄出去，而辛辣成分對腎臟實質細胞均有不同程度的刺激作用，嚴重時會影響腎臟功能，所以患有腎臟疾病的患者應少吃。

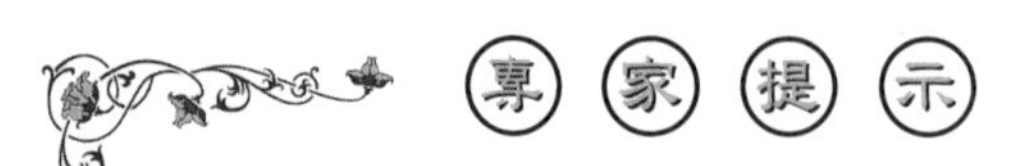

此外，也應限制海鮮、香菜、柑橘、馬鈴薯、菇類、豆類等一些含鉀高、脂肪高、含鈣高、膽固醇高的食物的攝入量。

腎臟病患者可適量吃醋

「吃醋有益健康」現在被越來越多的人所認同，醋可以抑制病菌，可以降低膽固醇、促進消化、降低血脂和血壓、軟化血管等。

有些人認為醋的刺激性大，所以對腎臟病患者來說應該忌口。

其實，這種想法存在很大的誤區。腎臟病患者適量地食用醋，對治療疾病非常有益，它表現在：

一、消毒殺菌

腎臟病患者的身體非常脆弱，如果感染流感或各種病毒，無疑會對身體造成很大危害。此時，如果患者適量地食用醋，就可以起到預防這些疾病的作用。

二、有利於鈣質的吸收

體內鈣質的堆積，對腎臟病患者的治療和恢復是非常有害的。醋卻可以起到幫助鈣等營養素吸收的作用。

三、增加食慾

一般慢性腎炎患者因疾病纏綿難癒，常常不思飲食。這時最好能適當地食用醋，因為醋的成分主要為乙酸，乙酸進入胃中後能促進胃液的分泌，增強胃腸的蠕動，從而起到增進食慾的作用。

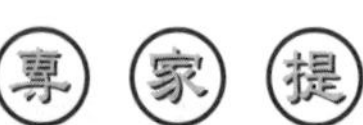
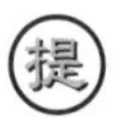
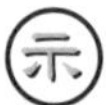

腎臟病患者雖然可以適量食醋，但也不能亂吃。低血壓、胃病患者等均不可食用太多的醋。空腹喝醋也是絕對不可以的，因為會導致胃酸過量，建議最好在飯後1小時再喝醋。

腎臟病患者應注意低磷飲食

腎臟是調節和排泄磷的一個重要器官，如果人體內磷的含量過高，就會引起骨質病變、皮膚發癢，甚至皮膚潰瘍等症狀。

腎臟病患者由於腎臟排泄磷的功能出現障礙，體內大量的磷排泄不出去。如果此時飲食中再攝入過多的磷，則會出現高磷血症，會增加患者的死亡率。

而磷主要來源於食物，因此對於腎臟疾病的患者來說必須在飲食中食用低磷食物，如限制肉類、乳製品、全穀物和堅果等食用量。此外，由於乳酪、烘烤類和碳酸飲料等食物中也含有大量的含磷食品添加劑，患者在食用這些食物時也應該引起高度重視。

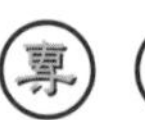
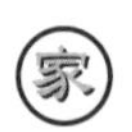
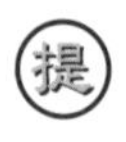
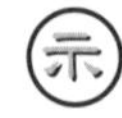

患者、家屬及醫生，必須熟悉含磷的天然食品和添加劑，患者每日的磷攝入量應控制在800～1000毫克，以降低疾病的死亡風險。

葡萄酒的護腎奧秘

紅葡萄酒對於保護腎臟更有著神奇的功效。葡萄酒中的花色素苷和丹寧等多酚類化合物具有活性氧清除功能，可清除血液中的過氧化物。

此外，葡萄酒還含有白藜蘆醇，這種物質有抗癌、抗血小板聚集作用，因此我們說適量飲用一點葡萄酒對腎臟、對身體都有好處。

葡萄酒的神奇作用主要表現在以下幾個方面：

一、增進食慾

葡萄酒能刺激胃分泌胃液，每60～100毫升葡萄酒能使胃液分泌增加120毫升。腎臟病患者往往食慾不佳，因此適量飲用一些葡萄酒，可以起到幫助消化、增進食慾的作用。

二、滋補作用

葡萄酒中含有糖、氨基酸、維生素、礦物質，這些都是人體必不可少的營養素。腎臟病患者適量飲用葡萄酒可以起到滋陰補陽的作用。

三、利尿作用

白葡萄酒中，含有大量的酒石酸鉀、硫酸鉀、氧化鉀，這些物質均具有利尿作用，可防止水腫和維持體內酸堿平衡。

專家提示

儘管葡萄酒是非常好的護腎飲品，但也不要貪杯。葡萄酒雖然酒精度數低，但它的刺激性也很強，所以腎臟病患者在飲用時，一定要控制好量。

適當給身體補充鹼性食物

一般在正常情況下，健康人血液的pH在7.35～7.45，呈弱鹼性。倘若人體血液pH小於7.35，醫學上就稱為酸中毒。在弱鹼性體液環境中，體細胞和免疫細胞的活性最強，能夠有效地吞噬和消滅癌細胞；而在酸性體液環境中，免疫細胞的吞噬及識別功能則會下降。當人的體液pH低於7時，就會產生重大疾病；下降到6.9時，就會變成植物人；如只有6.8時，人就會死亡。

那麼，體內的酸鹼性是如何發生變化的呢？這和我們的日常飲食有很大關係。我們所食用的食物，如各種糧食、肉類、蛋類、魚類等，都是酸性食物，含有較多的硫、磷等微量元素。這些微量元素經過人體的新陳代謝，最終在人體內呈酸性。

腎臟的作用是去除血液裏的廢物，如果酸性廢物累積在腎臟，就會使腎臟的功能下降，進而導致大部分廢物在血液裏遊走；同時細胞也在體內不停地製造廢物，這些廢物會由血液帶走或通過尿液和汗排出體外。如果這些廢物存留在體內，必然會加重腎臟負擔，從而加重病情。

因此對於腎臟病患者來說，補充一定的鹼性食物是非常有必要的。

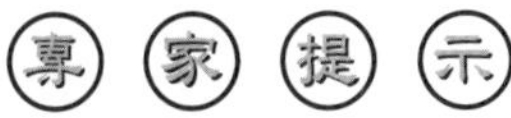

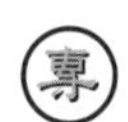
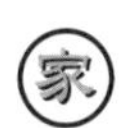
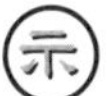

人們通常會認為酸的食物就是酸性食物，比如葡萄、草莓、檸檬等，其實這些食物正是典型的鹼性食物。

腎臟病湯療5例

魚頭豆腐湯

【主料】鯇魚頭 2 個，豆腐 3 塊，生薑 3 片。

【配料】精製植物油、精鹽各適量。

【製作方法】

(1) 將魚頭切開，除鰓，洗淨。

(2) 放油和生薑片在鍋內，把魚頭爆香。

(3) 往鍋內添 4 碗水。

(4) 最後放入豆腐，煮 1 小時左右即成。

【用法】喝湯，吃魚和豆腐。

【功效】祛風補腦、活血消腫。適用於慢性腎炎水腫或腎虛頭痛、高血壓、頭昏等病症。

蘿蔔羊肉湯

【主料】蘿蔔750克，羊肉450克。

【配料】鹽、胡椒粉、蔥、薑各適量。

【製作方法】

(1) 將羊肉去筋膜，切成約 3 公分長的方塊。

(2) 將切好的羊肉塊放入鍋中用沸水焯一下，除去血水。

(3) 將焯好的羊肉塊撈出來瀝水，再放入鍋內，加入適量清水。

(4) 蘿蔔去皮，沖洗乾淨，切成菱形片待用。

(5) 先在羊肉鍋中放入蔥、薑煮沸後，再改用小火煮約30分鐘。

(6) 放入切好的蘿蔔煮至羊肉熟爛。

(7) 將煮好的蘿蔔和羊肉盛入碗內，用鹽、胡椒粉調味即成。

【用法】喝湯，吃羊肉和蘿蔔。

【功效】此湯具有助陽、補精、消食的作用，適用於身體虛弱的人食用。

小肉丸子豆腐湯

【主料】豬腿肉150克，嫩豆腐400克，雞蛋 2 個，洋蔥50克，大蒜1瓣。

【配料】黃酒、胡椒粉、精鹽、味精各適量。

【製作方法】

(1) 將豬腿肉和洋蔥剁成末，將豆腐切成丁，大蒜剁成蒜蓉。

(2) 鍋內放少許豬油，將洋蔥末炒熟。

(3) 將洋蔥末、肉末、黃酒、精鹽、胡椒粉、蛋液、澱粉攪拌成肉蓉，製成丸子。

(4) 鍋內添油，用蒜蓉爆香。

(5) 將豆腐丁下入鍋內，加水煮沸。

(6) 此時加入肉丸子，煮 3 分鐘即成。

【用法】就餐時食用。

【功效】滋養內臟、潤滑肌膚、清熱利尿。適用於慢性腎炎水腫等病症。

冬菇水鴨補腎養肝湯

【主料】冬菇50克，魚肚50克，水鴨 1 隻。

【配料】陳皮 1 塊，鹽適量。

【製作方法】

(1) 將魚肚放入水中浸透發開，切成細絲。

(2) 將水鴨去毛，去內臟，洗淨後切成塊。

(3) 將冬菇去蒂與陳皮浸透，洗淨。

(4) 將鍋內放入清水至煮沸，再將水鴨、魚肚、冬菇、陳皮放入水中煮至魚肚熟透。

(5) 加入少許水即成。

【用法】飲湯、吃肉。

【功效】具有滋陰補腎、養肝益血、強壯身體的功效。

鯽魚湯

【主料】鯽魚1000克。

【配料】辣椒15克，蔥、生薑、香菜、黃酒、味精、醋各適量。

【製作方法】

(1) 將鯽魚去鰓及內臟，洗淨後切成 3 公分見方的塊。

(2) 將蔥、薑洗淨，拍破。

(3) 鍋內加入適量的水，然後將鯽魚、蔥、薑放入鍋內，用大火煮沸。

(4) 轉用小火燉約 40 分鐘。

(5) 加入香菜、黃酒、味精、醋即成。

【用法】飲湯、吃肉。

【功效】利尿消腫、下氣平喘、通乳。適用於慢性腎炎水腫等。

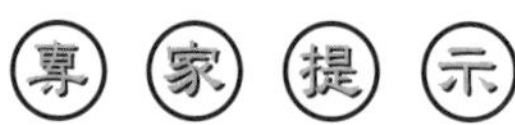
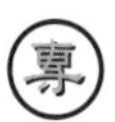
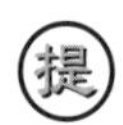

專家提示

飲食療法，雖然有效可行，但在製作食品的過程中，一定要注意食物的合理搭配。充分瞭解哪些食物可以搭配在一起吃，哪些食物不可以搭配在一起，以免亂吃，導致食物中毒。

腎臟病粥療7例

合理的膳食可以調整人體臟腑功能，調補陰陽、扶正祛邪，對腎臟疾病的恢復起著非常重要的作用。

下面介紹幾種腎臟病的粥療法，希望能夠對腎臟疾病患者的康復有幫助。

玉米鬚粥

【配方】玉米鬚30克，車前葉30克，蔥白 1 根，粳米100克。

【製作方法】

(1) 將洗乾淨的車前葉切碎後放入沙鍋。

(2) 放入玉米鬚和蔥白，加適量水用小火煎60分鐘。

(3) 去渣，加入洗好的米，添些水熬粥，40～50分鐘即可出鍋。

【用法】每天分早晚兩次服用，每日1劑，7 天為 1 個療程。

【功效】利水消腫，適用於急、慢性腎盂腎炎，膀胱炎等患者。

蝦米粥

【配方】蝦米30克，粳米100克。

【製作方法】

(1) 將蝦米用溫水泡30分鐘。

(2) 將粳米洗淨，和蝦米一同放入鍋中，加水，如常法煮粥。

【用法】早晚服用。

【功效】補氣升陽。

韭菜子粥

【配方】韭菜子30克，粳米100克。

【製作方法】

(1) 將韭菜子洗淨，曬乾或烘乾，放入鍋內微炒，然後研成細粉。

(2) 將粳米洗淨，放入沙鍋內，加入適量清水，用大火煮沸。

(3) 改用小火煮成黏稠狀。

(4) 粥快熟時加入韭菜子粉，攪拌均勻，稍煮片刻即成。

【用法】早晚分 2 次服用。

【功效】補腎益精、強壯筋骨。

海參粥

【配方】海參20～30克，粳米50～100克，生薑、鹽各少許。

【製作方法】

(1) 將海參用40℃的溫水泡上。

(2) 待海參泡軟後，剪開參體，去除內臟，洗淨。

(3) 將洗淨的海參放入水中，煮沸10分鐘左右。

(4) 將海參取出放入碗中，蓋上蓋子，用清水浸泡2～3個小時。

(5) 將粳米放入煮海參的水中，煮至半熟。

(6) 將泡好的海參切成細絲，放入粥鍋內。

(7) 放入生薑、鹽少許即成。

【用法】空腹時溫食。

【功效】健脾胃、利水腫。適用於慢性腎炎患者。

綠豆豬肝粥

【配方】綠豆60克，豬肝100克，粳米100克，精鹽、味精各適量。

【製作方法】

(1) 將豬肝洗淨，切成片。

(2) 將綠豆和粳米洗淨，同豬肝片一起下入鍋內。

(3) 加1000克水，用大火燒開後轉用小火煮。

(4) 待粥煮熟後，加入精鹽和味精調味即成。

【用法】每日服 1 劑。

【功效】利水下氣。適用於慢性腎炎、水腫等病症。

淡菜皮蛋粥

【配方】淡菜30克，皮蛋 1 個，大米80克。

【製作方法】

(1) 將淡菜、大米洗淨。

(2) 將皮蛋切成塊。

(3) 將淡菜、大米、皮蛋下入水中煮熟即可。

【用法】每日1劑。

【功效】清熱去火。適用於腎炎眩暈、耳鳴且有水腫者。

花生粥

【配方】花生仁45克，冰糖適量，粳米60克。

【製作方法】

(1) 將花生連紅衣搗碎。

(2) 將粳米洗淨。

(3) 將花生末、冰糖、粳米一起下入鍋內，加800克水煮。

(4) 先用旺火煮沸後，再轉用小火煮成稀粥。

【用法】每日服1劑。

【功效】潤肺和胃、祛痰止血。適用於慢性腎炎等病症。

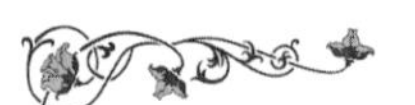
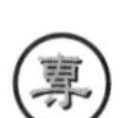
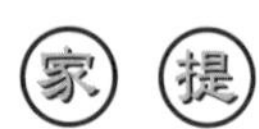
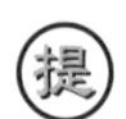
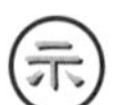

專家提示

對腎臟病患者採用粥療法時，對於一些中草藥的劑量要嚴格把握，多則過猶不及，少則看不到療效，一定要適量。

腎臟病菜譜5例

花生仁拌小菜

【主料】花生仁120克，芹菜150克。

【配料】豆油少許，醬油、精鹽、味精、白糖、醋、花椒油各適量。

【製作方法】

(1) 將花生仁放入油鍋內炸酥撈出，然後去掉膜皮。

(2) 把芹菜摘去根和葉後切 1 寸長的段，放開水鍋裏焯一下撈出，用冷水投涼，控淨水分。

(3) 把芹菜盛在盤子裏，上面撒上炸好的花生仁。

(4) 把醬油、精鹽、白糖、味精、醋、花椒油放在小碗內調好，澆在芹菜上，拌勻即可。

【用法】就餐時服用。

【功效】潤肺祛痰、養血止血、降壓祛脂。適用於高血壓、高血脂症、血小板減少症、慢性腎炎、秋天咳嗽、尿血等病症。

芋頭煲白鵝肉

【主料】鵝1隻，芋頭500克。

【配料】辣椒、豆豉、腐乳、大蔥、薑、大蒜、白砂糖、料酒、醬油、澱粉（玉米）、香油、蠔油、植物油、茶油、生粉、胡椒粉各適量。

【製作方法】

(1) 將鵝洗淨控幹，用鹽在鵝肚內抹勻。

(2) 將豆豉、腐乳、薑末、糖、料酒、醬油等調料攪勻。

(3) 放入鵝肚內，用細麻線密縫鵝肚，放在盤內。

(4) 將鵝、芋頭放鍋內蒸約90分鐘，然後取出芋頭。

(5) 鵝肉再蒸30分鐘取出，抹上醬油。

(6) 加茶油10克，倒入蒸汁，約2杯，煮滾後將蠔油、醬油、生粉、麻油、胡椒粉等調料加入，勾芡。

(7) 食用時，取適量芋頭及鵝肉，放入煲鍋內，加適量水，小火煮滾。

(8) 再加適量芡汁，煮滾後即成。

【用法】就餐時食用。

【功效】補虛益氣、和胃生津。適用於慢性腎炎、月經不調、早洩、陽痿、性功能低下等症狀。

鐵排青魚花

【主料】青魚500克。

【配料】洋蔥、豌豆、料酒、番茄醬、白砂糖、醬油、鹽、豬油（煉製）各適量。

【製作方法】

(1) 將青魚切成 8 公分長的段，醬油塗抹碼味，洋蔥切成絲。

(2) 鍋內放油燒至七成熱時，將魚段逐個下鍋，油煎至兩面金黃，撈出控乾。

(3) 鍋內留底油，放洋蔥絲煸香，加料酒、醬油、白糖、鹽、番茄醬、豌豆、高湯，再放煎好的魚段，改用小火略燒2分鐘左右即可入味，再用大火燒開，然後淋少許香油即可。

【用法】就餐時食用。

【功效】開胃增食、養肝益腎。適用於腎炎。

大蒜燜羊肉

【主料】羊肉（肥瘦）250克。

【配料】大蒜（白皮）、鹽各適量。

【製作方法】

(1) 將大蒜去蒜皮，洗淨。

(2) 羊肉洗淨，切塊。

(3) 鍋內放入油，把蒜和羊肉放入鍋內略炒，加清水適量，燜1小時，加鹽調味即可。

【用法】就餐時食用。

【功效】溫腎暖脾、消腫解毒。適用於慢性腎炎，屬腎陽不足者，或腎虛陽痿、水腫者。

火腿沙拉

【主料】火腿、蘿蔔、青蘆筍各適量。

【配料】沙拉醬、鹽、胡椒粉各適量。

【製作方法】

(1) 蘿蔔洗淨、切絲，撒少許鹽輕揉，再用清水沖洗。

(2) 把青蘆筍洗淨，縱切成兩半後斜切成片。

(3) 將火腿切小片。

(4) 把火腿片、蘿蔔絲、青蘆筍片放進碗裏攪拌。

(5) 放沙拉醬，再加鹽、胡椒粉調味即可。

【用法】就餐時食用。

【功效】清熱解毒，適用於腎炎。

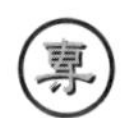
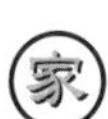

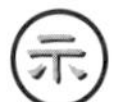

科學的飲食是治療腎臟疾病的重要措施，科學飲食可以緩解症狀，減輕對腎臟的損傷，補充患者所需要的各種營養成分，提高患者的生活品質。

腎臟病茶飲5例

烏魚茶

【配方】鮮烏魚1尾，茶葉200克，茅根500克，冬瓜皮500克，生薑50克，紅棗300克，冰糖250克，蔥白20克。

【製作方法】

(1) 將茶葉、茅根、冬瓜皮、生薑、紅棗放入鍋中，加適量水，熬製成湯。

(2) 去除渣滓，濃縮至1000毫升左右。

(3) 將烏魚去鱗、去內臟，洗淨，放入濃縮的湯汁中煮至魚熟。

(4) 加入冰糖和蔥白即成。

【用法】將湯代茶飲，吃魚，每日1劑，分 3 次服完。

【功效】健脾補腎、利尿消腫。適用於慢性腎炎水腫患者。

綠豆茶

【配方】綠豆80克，綠茶 6 克，紅糖少許。

【製作方法】

(1) 將綠豆搗碎。

(2) 將綠茶裝入布袋中。

(3) 將沙鍋內添入水，將搗碎的綠豆和綠茶袋放入鍋內煮至綠豆熟。

(4) 將茶葉包拿出，加入紅糖即成。

【用法】每日 2 次。

【功效】清熱解毒、除濕利水。適用於腎盂腎炎濕熱者。

蜂蜜汁

【配方】空心菜200克，荸薺200克，蜂蜜適量。

【製作方法】

(1) 將空心菜和荸薺洗淨後搗爛成汁。

(2) 取上述汁液，加入適量蜂蜜即成。

【用法】每日 2 次。

【功效】通淋排石。適用於腎結石，病久結石不去，腰腹隱隱作痛、腰膝酸軟者。

西瓜翠衣茶

【配方】西瓜皮10克，綠茶適量。

【製作方法】

開水適量，將西瓜皮、綠茶沏成茶飲用。

【用法】如飲茶般飲用。

【功效】清熱解毒、利水消腫。適用於急性腎炎或慢性腎炎水腫，伴有上呼吸道感染，且表現為咽喉紅腫疼痛、發熱等症。

西瓜藕汁

【配方】西瓜300克，鮮藕200克，蜂蜜適量。

【製作方法】

(1) 將西瓜和藕分別榨成汁。

(2) 取適量蜂蜜加入汁液中即成。

【用法】每日服用2次。

【功效】除濕健脾、利水消腫。適用於濕熱型腎結石，伴有發熱、腰痛、尿頻、尿急、尿痛、血尿或膿尿者等。

專家提示

患者在飲用食療茶品時，一定要根據自己的病症選擇有針對性的飲品，千萬不可「鬍子眉毛一把抓」。

第

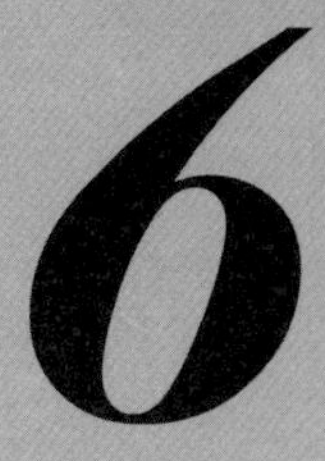

章

第6章 打造健康腎臟從運動開始

腎臟病患者常常得到這樣的忠告：注意休息，千萬別累到。於是一些患者理所當然地休息，不做一點活動。其實這樣做往往弊多利少。俗話說「生命在於運動」，腎臟病患者進行適當的運動對身體恢復是非常有好處的。

健康測試

你願意運動嗎？

1. 你一天中在室內工作的時間超過 8 小時嗎？

A. 是的　B. 不一定　C. 不是

2. 上次感冒是什麼時候？

A. 1 週前　B. 1 個月前　C. 半年前

3. 你經常服用減肥藥嗎？

A. 經常　B. 偶爾　C. 從不吃

4. 慢性腎臟病、糖尿病、心臟病，以上 3 種疾病中，你患有幾種？

A. 2～3 種　B. 1 種　C. 沒有

5. 上次做運動是什麼時候？

A. 記不清了　B. 1 週前　C. 1 天前

6. 你瞭解運動療法嗎？

A. 不瞭解　B. 聽說過　C. 瞭解

7. 10 秒鐘內你能想到幾種運動方式？

A. 1～ 3 種　B. 5 種以上　C. 7 種以上

8. 你覺得瑜伽可以治病、防病嗎？

A. 不可能　B. 不瞭解　C. 能

9. 五禽戲是氣功中的一種嗎？

A. 不是　B. 不知道　C. 是

10. 腎臟病患者一定不能做任何運動嗎？

A. 是的　B. 不一定　C. 不是

相應的分數如下：

1.A──1分	B──2分	C──3分
2.A──0分	B──1分	C──2分
3.A──0分	B──1分	C──2分
4.A──1分	B──2分	C──3分
5.A──0分	B──1分	C──2分
6.A──0分	B──1分	C──2分
7.A──0分	B──1分	C──2分
8.A──0分	B──1分	C──2分
9.A──1分	B──2分	C──3分
10.A──0分	B──1分	C──2分

測試評析：

如果分數為0～6分，說明你的身體狀況一般，處於亞健康狀態，而且你並不樂於體育運動，對運動療法的常識知之甚少。

如果分數為7～15分，說明你的身體狀況正常，對運動療法有一定的瞭解。雖然有興趣參加一些體育運動，但由於時間等原因，很難堅持鍛鍊。

如果分數為16～23分，說明你的身體狀況良好，並且樂於參加體育鍛鍊，知道運動對防病、治病有非常大的作用。

運動療法的神奇療效

有人認為，一旦患病，就必須臥床休息、打針吃藥、安逸少動，其實並不盡然。眾多事實表明，有計劃、有目的的體育運動是疾病康復的重要手段。

經常活動能激發人體自身抗病的免疫機制，提高人體的自然抗病能力，有效地扭轉患者的壓抑狀態。因此，適量運動對患者來說有百利而無一害。

隨著醫學科學的發展，在治療學方面已經有了藥物療法、手術療法、物理療法、心理療法、飲食療法以及運動療法等多種方法。

運動療法是康復治療中最重要的手段之一，它按照科學、有針對性、循序漸進的原則，最大限度地幫助患者恢復已經喪失或減弱了的運動功能。運動療法也是康復醫學中最根本、最積極、應用最廣泛的治療方法。

與其他療法相比，運動療法需要患者積極主動參與，認真堅持鍛鍊，這樣可以訓練和提高自我控制能力；其次，運動療法是一種全身療法，它既能對局部病痛有治療作用，又能對全身及各內臟器官產生積極影響。

體育運動是消耗熱量、降脂減肥、改善胰島素抵抗的有效方法。肌肉運動需要消耗能量，較長時間地持續運動，肌肉可以把脂肪作為能量的主要來源，從而促進脂肪分解，導致脂肪蓄積減少，特別是對減少腹腔內的脂肪有很大幫助。

運動療法還是一種防病手段，因為運動鍛鍊可以增強人體抵抗力、增強體質。經常從事體育鍛鍊的人，他的精力、體力、內臟功能以及抵抗力、適應力都比不常鍛鍊者好很多。

老年人可以針對疾病的特點，選擇不同的體育鍛鍊手段或由增加體育運動量來防病、治病。運動療法的形式有：步行、慢跑、游泳、打太極拳……人們可根據自身的情況任選1～2項，其中步行是國內外最常用的方法。

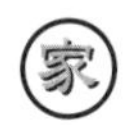
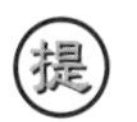
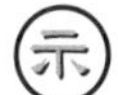

名醫華佗有句名言：「動則穀氣消，血脈流通、百病不生。」在中醫裏就有養生保健的少林易筋經、華佗五禽戲、八段錦等，這些都是名傳千古的運動療法。

你知道嗎？

運動禁忌

1. 慢性腎臟病患者不宜整日靜養

一些患者一旦得了腎臟病，就一心靜養，過起衣來伸手、飯來張口的舒適生活。殊不知，這種過分靜養的生活方式對於慢性腎臟病患者的康復是非常不利的。俗話說「生命在於運動」，腎臟病患者如果能在身體允許的範圍內進行適量的運動，則可以增強身體的免疫力，從而起到幫助疾病康復的作用。

2. 要在安全範圍內運動

腎臟病患者身體比較虛弱，容易精神疲憊、四肢無力。如果運動過量，則會導致症狀加重。因此腎臟病患者一定要掌握好運動的強度。

3. 晨練前做好充足的準備

通常情況下，人在睡眠時，身體幾乎完全處於靜止狀態，醒來時身體也會相應的不靈活，此時如果進行劇烈運動，就會加重心臟負荷，導致身體不適。因此晨練前必須做好充足的準備，讓身體有個適應的過程。

4. 運動後不要立即洗熱水浴，應休息20分鐘後進行溫水淋浴。

5. 運動後，即使再口渴難耐，也不要立即飲水。

6. 如果患者不慎患感冒等其他疾病時，應立即停止運動，待身體恢復後，再進行鍛鍊。

7. 運動要持之以恆，不可三天打魚、兩天曬網。

掌握好運動量

運動鍛鍊並不直接等同于身體健康，只有科學、適度地運動鍛鍊才能賦予我們健康。而運動不當，往往會對我們的身體造成不同程度的傷害。簡單地來講就是運動過後身體沒有疲勞的感覺，不會全身酸痛，也沒有精神上的疲憊。由於老年人身體各器官逐漸退化，新陳代謝緩慢，運動尤其應注意適度。

不同年齡段的人，由於其身體素質和體態的變化，所採取的運動方式也有所不同。40歲左右的人，要注意保持體形，消除贅肉，運動量不宜過大，鍛鍊的重點應放在腹部、大腿上；50歲左右的人，要多做增強背肌的練習，以防止脊椎變形和椎間盤損傷，運動時要循序漸進，切忌一次性運動量過大；60歲左右的人，要進行小運動量的鍛鍊，不適宜快速的力量練習，在平坦路上可進行散步、倒退走等運動。

老年人在進行運動鍛鍊時需要注意的事項：

一、選擇適合老年人的運動項目

老年人最好多參加一些諸如慢跑、散步、垂釣、做健身操、打太極拳等舒緩、柔和的活動。患有高血壓、冠心病、慢性腎臟病等疾病的老年人應以散步、打太極拳為主，千萬不能盲目從事劇烈運動。

二、運動量要適度

老年人在鍛鍊身體的時候，要根據自己的身體和健康狀況以及季節來定，時間不要太長，活動量也不能過大。如果運動量過大，會使肌肉緊張，造成體力透支、免疫力降低。不但達不到健康的目的，反而會損傷身體。

三、運動前準備工作要充分

出門前，要根據季節變化穿衣服，不能穿得太少，特別是在夏秋和冬春季節轉換時，要及時添減衣服。運動前要先做熱身運動，例如，肌肉伸展可以使關節更加靈活；隨時補充足夠水分；當感到疲倦時應稍作休息；如果身體感到任何不適，更應立刻停止運動，需要時應尋求專業護理。

專家提示

老年人早起醒來後不要立即起床，最好在床上「靜養三分鐘」。如果起床突然，容易扭傷頸、腰部，還可能影響中樞神經系統功能，導致昏厥；患有高血壓、心絞痛者甚至還會發生腦溢血或腦血栓。

飯後百步走，活到九十九

古語說：「飯後百步走，活到九十九。」

散步可以使大腦皮質的興奮、抑制的調節過程得到改善，從而起到消除疲勞、放鬆、鎮靜、清醒頭腦的效果，所以很多人都喜歡用散步來調節精神。幾項針對老年人的研究認為，每週哪怕只進行45分鐘的散步也能使人避免患上老年癡呆症，並且經常散步還能防止老年人智力衰退。

散步時由於腹部肌肉收縮，呼吸略有加深，膈肌上下運動加強，加上腹壁肌肉運動對胃腸的「按摩作用」，消化系統的血液循環會加強，胃腸蠕動會增加，消化能力也會提高。

散步時體溫升高，大腦會得到降低體溫的信號，體溫降低會促進睡眠。下午時一次輕快的散步可以使人晚上睡得更香。但不要在睡前 2 小時內散步，時間太晚不足以降溫。

散步時肺的通氣量比平時增加了1倍以上，非常有利於呼吸系統功能的改善。

散步作為一種全身性的運動，可將全身大部分肌肉、骨骼動員起來，從而使人體的代謝活動增強、肌肉發達、血流通暢，進而減少患動脈硬化的可能性。每週3次，每次30分鐘的散步能有效防止骨質疏鬆。

散步可以緩和消沉、憂慮的情緒，釋放壓力，一次30分鐘的散步可以使你心情愉悅。每週5次，每次90分鐘的散步能給心情帶來極大的改觀。

每天散步30分鐘可以降低患代謝綜合徵的風險，抑制一系列可能導致心臟病的危險因素的發展，還能降低患腎臟疾病、糖尿病和中風的風險。

散步可以隨時進行，許多人偏愛飯後散步。但是對某些人來說，飯後散步不一定有好處。

例如，患肝炎的人，如果飯後活動，食物在胃內便不能很好地消化，食物很快地進入腸道，不能被充分吸收，結果往往出現腹脹等症狀；患胃下垂的患者飯後也不應該活動，否則會加重胃下垂。即使是健康的人，也應該休息一會兒再進行「飯後百步走」，吃完飯就「走」對身體也會產生不良的影響。

你知道嗎？

對症散步好處多

體弱者每小時走5公里以上最好，而且最好在清晨或飯後進行，每日2～3次，每次半小時以上。只有步子大、胳膊甩開、全身活動，才能調節全身各器官的功能，促進新陳代謝。

失眠者可在晚睡前散步。每分鐘走80公尺為宜，每次半小時，會收到較好的鎮靜效果。

運動可以幫助你燃燒脂肪，保持心臟健康，保持年輕。有這麼多好處，那你還等什麼呢？趕快行動起來吧！

外出旅遊，修心養病

徘徊於山間小徑，融入在翠綠之中，在賞心悅目、開闊視野、陶冶情操之餘，又能讓身心得到放鬆，達到增強體質、延年益壽的目的。老年朋友每年外出旅遊一次，對調節身心健康有非常大的幫助。

旅行是一項體力消耗較大的運動，無論是乘火車、輪船、飛機、汽車，還是爬山、逛景點都比一般的健身運動消耗體能。

以下為您介紹一些對健康有益的旅遊方式：

一、登　高

登高，一般是指爬山運動。一步一步往高處走，能使肺活量增加、血液循環增強、腦血流量順暢。大山周圍有青松翠柏，空氣新鮮，是座天然的「大氧吧」。負氧離子含量越多，越能促進和調節人體的生理功能，對一些慢性病起到輔助治療的作用。

不過，登高要身體力行，循序漸進。特別對年老體弱者來說，最好三五成群相互照應。登高時間要避開氣溫較低的早晨和傍晚，登高速度要緩慢，上、下山時可通過增減衣服達到適應空氣溫度的目的。

二、泡溫泉

溫泉熱浴可使肌肉、關節鬆弛，達到消除疲勞的功能，還可以擴張血管，促進血液循環，加速新陳代謝。露天溫泉的日光浴對骨質疏鬆症患者有特別的幫助，溫泉中的鈣質、適當的紫外線交互作用對身體有益。

溫泉中的化學物質有美容的效果，硫磺泉可軟化角質，含鈉元素的碳酸水有漂白軟化肌膚的效果。所以，人們在去溫泉地區旅遊的時候，要先瞭解溫泉的具體療效。

三、騎自行車

騎自行車是一種經濟實惠的健身方法，可謂融娛樂、健身為一體。

有研究表明，騎車對內臟器官產生的影響，並不亞於長跑和游泳等運動，特別是到郊外騎行，能將沿途美麗的風光一覽無餘，是一種美的享受。

四、高原之旅

海拔2000～3000公尺的林區或植被豐富的地方，最有利於激發人體的生理功能，而又不至於造成低氧損傷。高原氣候還非常有利於某些疾病的治療和康復，如早期高血壓、冠心病、心肌硬化症、糖尿病、支氣管哮喘、腎臟病等。同時，初步研究發現，高原低氧還有一定的「減肥效應」。在春夏之交或初秋季節，利用 2～3 天或 1 週左右的時間來高原鍛鍊和旅遊，非常有益於身心健康。如每年能堅持進行高原保健鍛鍊，可獲得更好的健康收益。

但要注意的是：以上四種旅遊方式對慢性腎臟病患者來說，要依照具體情況而定，不要勉強。

專家提示

每年的春季、初夏、秋季、初冬，氣候不冷不熱，最適宜老年人出遊。出遊前應做一次健康體檢，全面掌握自己的身體狀況。然後再根據自身的身體狀況和病情，選擇旅遊點，安排旅行日程。

你知道嗎？

外出旅遊貼心叮嚀

1. 要有周密的旅遊計畫

對旅遊的時間、地點、路線、膳宿、目的地的地圖等做好詳細、周密的安排。

2. 帶好生活必備品

洗漱用品、換洗衣物都要準備充分，此外還需要隨身攜帶服用的藥物。

3. 注意旅途安全

旅遊景點難免有一些危險景點，如懸崖蹊徑、急流深洞等，此時應儘量結伴而行，千萬不可獨自冒險前進。

4. 注意衛生與健康

外出旅遊時，品嘗當地特色小吃無疑是一種「飲食文化」的享受，但一定要注意飲食衛生，就餐地點最好選擇整潔、乾淨的地方。此外，患者還需要注意鹽、蛋白質、脂肪等物質的攝入量。

5. 保持心情愉快

放下不必要的思想包袱，如擔心、焦慮、憂心忡忡等。

6.旅行前需檢查身體

先到醫院檢查一下身體，瞭解身體狀況。

最優雅的運動——太極拳

太極拳是我國文化遺產中的瑰寶，它深受國內外群眾歡迎。全國已有幾千萬人在練習打太極拳。美國、加拿大、澳洲、東南亞等各國也出現了太極拳熱。

太極拳理論與我國「五經」之首的《周易》、道家陰陽學說、中醫基礎理論有密切的關係。

太極拳的實質是調節人體陰陽均衡的運動，把自然界的五方、五時、五氣、五化與人體的五臟、五味、五志等用陰陽五行運化機制有機地結合起來，形成了以五臟為主體，順應五時、五氣的，人與自然界相對應的五個功能系統，達到陰陽協調中和，不治已病治未病，治養結合、以養為主的治病健身目的。

太極拳以「掤、捋、擠、按、採、挒、肘、靠、進、退、顧、盼、定」等為基本方法。它的特點為：以柔克剛，以靜待動，以圓化直，以小勝大，以弱勝強。動作講求徐緩舒暢，要求練拳時正腰、收顎、直背、垂肩，有飄然騰雲的意境。同時，太極拳還很重視練氣，所謂「氣」，就是修煉人體自身的精神力，這是太極拳作為內家功夫的特點之一。

太極拳這種運動既自然又高雅，可親身體會到音樂的韻律、哲學的內涵、美的造型、詩的意境。在高級的享受中，可以預防疾病，又可使身心健康。

打太極拳要求寧靜自然，可使大腦皮質一部分進入保護性抑制狀態而得到休息。同時，打拳可以活躍情緒，對大腦起到調節作用，而且打得越是熟練，越要「先在心，後在身」，專心於引導動作。

這樣長期堅持，會使大腦功能得到恢復和改善，消除因神經系統紊亂引起的各種慢性病。

太極拳要求「氣沉丹田」，有意地運用腹式呼吸，加大呼吸深度，因而有利於改善呼吸功能和血液循環。另外，通過輕鬆柔和的運動，可以使年老體弱的人經絡舒暢，新陳代謝旺盛，體質、功能得到增強。

目前，很多科研部門對太極拳正在進行研究。由從生理、生化、解剖、心理、力學等多學科的研究證明，太極拳對防治高血壓、心臟病、肺病、腎臟病、肝炎、關節病、胃腸病、神經衰弱等慢性病有很好的療效。

你知道嗎？

十三勢歌

太極拳的確對許多慢性疾病有治療、預防的功效，尤其是對一些老年人的常見病效果更是明顯。

但練習太極拳並不是一朝一夕的事情，需要長時間的練習及揣摩。由於篇幅有限，無法對太極拳的招式進行詳細說明，下面為您提供了《十三勢歌》，希望會對太極拳愛好者有所幫助。

一名長拳，一名十三勢。長拳者，如長江大海，滔滔不絕也。十三勢者，掤、捋、擠、按、採、挒、肘、靠、進、退、顧、盼、定也。掤、捋、擠、按，即坎、離、震、兌，四正方也。採、挒、肘、靠，即乾、坤、艮、巽，四斜角也。此八卦也。進步、退步、左顧、右盼、中定，即金、木、水、火、土也。此五行也。合而言之，曰十三勢。

十三總勢莫輕視，命意源頭在腰隙。變轉虛實須留意，氣遍身軀不少滯。

靜中觸動動尤靜，因敵變化示神奇。勢勢存心揆用意，得來不覺費功夫。

刻刻留心在腰間，腹內鬆淨氣騰然。尾閭中正神貫頂，滿身輕利頂頭懸。

仔細留心向推求，屈伸開合聽自由。入門引路須口授，功用無息法自修。

若言體用何為準？意氣君來骨肉臣。詳推用意終何在？益壽延年不老春。

歌兮歌兮百四十，字字真切義無遺。若不向此推求去，枉費工夫貽歎息。

瑜伽護腎法

瑜伽這個詞，是從印度梵語演變而來的。它的意思是「一致」「結合」或「和諧」。瑜伽是一個非常古老的能量知識修煉方法，是由提升意識，幫助人們充分發揮潛能的哲學體系及其指導下的運動體系。

近年來，在世界多個不同地方流行的瑜伽不只是一套流行的健身運動這麼簡單。

有規律的瑜伽練習有助於消除心理緊張、疏忽身體健康或提早衰老而造成的體能下降。

長期練習瑜伽姿勢、調息法及放鬆法還可以起到預防疾病的作用。因為瑜伽練習中有好多體位法不僅可以促進新陳代謝，加速有害物質的排泄，還能有效地按摩與保養我們的腎臟。

一、練習瑜伽對腎臟的積極作用

1. 促使腎臟的排泄能力加強

在練習瑜伽的過程中，腎臟排泄代謝的廢物像尿素、尿肌酐等就會增加，為了保持身體內環境的穩定，腎臟就必須加速排泄乳酸和脂肪代謝物質，從而保證運動能力。

2. 增強腎臟重吸收的能力

練習瑜伽時排汗量會增加，身體內的水分就會減少，為了保持水分和鹽分，腎臟就會增加對這些物質的重吸收。

二、瑜伽體式

能起到護腎作用的瑜伽體式有蛇式、弓式、雙腿背部伸展式等。只要是把身體向前或是向後用力拉伸的體位法，都能刺激肝、腎。

(1) **蛇式**：面朝下趴在地板上，用兩手的力量把上半身撐起來，此時兩手的手肘不要打死，兩肩則放鬆地拉長著，把脊椎拉長後略向後仰。這個體式一方面可以壓迫腹腔的內臟，另一方面可以通過深度的後仰壓迫腎臟，刺激血液循環。

(2) **弓式**：俯臥在地面上，頭抬向前方，將兩手伸到後方抓住向上彎曲的兩腳腳踝，再用腹部的力量把兩手和兩腳向天空拉長。這個動作的重點在於全身只有腹部留在地上，像只張滿的弓，因此叫弓式。腹部用力向上抬高，能刺激後腰，刺激腎臟的活化功能。

(3) **側彎式：**選擇兩膝併攏，或是兩腳張開與肩同寬，甚至兩腳交叉夾緊等不同方式站立，再把兩手用力延展向天空後，將上半身平直地倒下，感覺從腳跟到手指尖像條鋼絲似的延展開來。依各人柔軟度不同，有人可側身倒下約30°，有人則可達到45°，主要是感覺兩側拉長微微發熱。這個體式會拉長和刺激肝與腎附近的肌肉，也拉長和擠壓這些內臟，是最簡單有效的護腎動作。

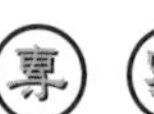
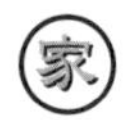
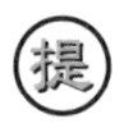

專家提示

瑜伽修行者的飲食原則應該是食量少，吃高品質的食物。多吃水果、蔬菜、完整的穀類與生的堅果，肉類必須少吃或完全不吃；盡可能吃新鮮而生的食物，不吃太燙或太冷的食物。

腎臟病患者不宜做的運動

運動能夠舒筋活絡、暢通氣血，增強人體抗病能力，還能夠強身健體，使人精神振奮、心情舒暢。因此，醫生鼓勵患者用運動療法來輔助治療疾病。

但有一些患者由於久病體虛，或因使用免疫抑制藥物，使得抗病能力下降，極易使病原體侵襲身體，所以要慎重運用運動療法。甚至有些患者在患病期間不宜運動，否則可能會導致病情反覆或者加重。

那麼，哪些腎臟病患者不宜運動呢？

(1) 下肢水腫及全身水腫的患者。無論是什麼腎臟病，只要是有中、高度水腫症狀者，都應禁止運動。

(2) 急性腎炎早期，有血尿、少尿和水腫症狀者。

(3) 腎臟病引起中度或重度高血壓的、藥物未控制好的患者。

(4) 急性腎炎引起的血壓急劇上升所致的頭暈、頭痛、嘔吐等症狀，需要絕對臥床休息和治療。

(5) 急性腎功能衰竭和慢性腎功能不全的中、晚期患者。

(6) 有肺部感染或心功能衰竭而導致的氣短、咳嗽、心慌者。

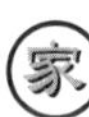
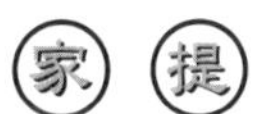
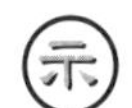

專家提示

無論是健康人還是患者，在運動前都應做好準備活動，如伸腰、踢腿、慢走10分鐘再開始運動。結束時，也應做10分鐘恢復動作，如由跑步改為快走、慢走，並逐漸停止。運動中如出現胸痛、胸悶的症狀，應立刻停止運動，原地休息，如不能緩解應儘快去醫院就診。

你知道嗎？

哪些患者不宜跑步？

1. 過於肥胖的患者不宜跑步，以練太極拳或體操為宜。

2. 患有嚴重冠心病、高血壓等疾病的腎臟病患者不宜跑步，因為跑步容易誘發心腦血管疾病。

3. 血糖未控制平穩或注射胰島素的糖尿病腎病患者不能空腹跑步。

4. 如果患者出現高熱症狀，不宜進行跑步。

5. 出現便血、尿血症狀的腎臟病患者不宜跑步。

6. 患有腎炎的患者不宜跑步，因為患者很容易在跑步時誘發潛在的疾病。

簡便易學的護腎操

要想護腎，除了勞逸結合、均衡飲食、平時多參與休閒活動、減輕精神壓力、釋放不良情緒外，多做一些簡單的按摩和體操也可以達到護腎、健腎的功效。下面為您介紹一些簡單、易學的護腎操。

一、站立式

(1) 兩腳平放，與肩同寬；眼睛看著前方，儘量放鬆；兩臂自然下垂。

(2) 踮起腳尖，連續呼吸9次；把腳放平，吸氣。

(3) 慢慢屈膝蹲下，兩手背逐漸轉前，虎口對腳踝；手接近地面時，稍用力抓成拳，然後吸足氣。

(4)憋氣，身體逐漸起立，兩手下垂，逐漸握緊拳頭。

(5) 呼氣，身體立正。

這套動作可以活動筋骨、疏通筋脈。

二、端坐式

(1) 坐在椅子上，兩腿自然分開，與肩同寬，全身放鬆。

(2) 手臂彎曲，側舉，慢慢向上伸，與兩耳平齊，同時吸氣。

(3) 雙手用力上舉，直到兩肋部感覺被拉伸，隨後復原。復原時呼氣。

(4) 可連續做3～5次為 1 遍，每日可酌情做 3～5 遍。

三、拋物式

(1) 端坐在椅子上，左臂彎曲放在兩腿上。

(2) 右臂彎曲，手掌向上，做拋物的動作，動作要略快，手向上拋時要吸氣。

(3) 復原時呼氣。如此重複動作 3～5 遍。

以上兩套動作可以活動筋骨、暢達經脈，同時使氣歸丹田，對年老、體弱、氣短者有緩解作用。

四、轉腿式

(1) 端坐在椅子上，兩腿自然下垂，全身放鬆。

(2) 先緩緩左、右轉動身體3～5次。轉動身體時，軀幹要保持正直，不要俯仰。

(3) 兩腳向前擺動10餘次，可根據個人體力，酌情增減。做動作時要自然、緩和。

這套動作可以活動腰膝、益腎強腰，常練此動作，腰、膝會得到鍛鍊，對腎非常有益。

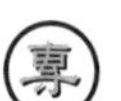
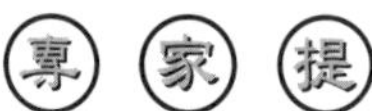
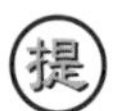

專家提示

有研究表明，時常做縮肛運動能促進盆腔周圍的血液循環，促進性器官的康復，對防治由腎氣不足引起的陽痿、早洩有較好的功效。

好處多多的室內運動

由於室外運動受到氣候及時間條件的制約，很多人沒有合適的時間進行戶外鍛鍊，特別是一些老年人，當冬季或是天氣不好時，就無法進行戶外運動，於是很多人開始選擇進行室內運動。

室內運動的方式很多，如太極拳、八段錦、五禽戲、瑜伽等，這些運動都不受地點及氣候的限制。另外，室內的健身房、游泳館也成了人們強身健體的開心樂園。下面介紹幾種適合中老年人的室內運動方式：

一、游　泳

游泳對鍛鍊身體、增強體質、養生保健、防治疾病都十分有益。游泳時，水的壓力會使肺活量增大、呼吸差增加，提高呼吸功能。水會迅速帶走人體的熱量，這對於促進新陳代謝，從而達到減肥降脂的目的，有良好的促進作用。游泳時全身肌肉活動，能使心肌收縮有力，提高循環系統的功能，對促進新陳代謝、擴張皮膚血管、增強身體抗病能力大有益處。

二、球類運動

室內球類運動主要有羽毛球、乒乓球、籃球、撞球和保齡球等，不同體質的人應選擇不同的球類運動。

無論是羽毛球還是乒乓球都要求在場地上不停地進行腳步移動、跳躍、轉體、揮拍，從而增大了上肢、下肢和腰部肌肉的力量，加快了鍛鍊者全身的血液循環，增強了心血管系統和呼吸系統的功能。長期進行此類鍛鍊，可使心跳強而有力，肺活量加大，耐久力提高。

此外，這幾種運動要求練習者在短時間內對球路作出判斷，因此，它能提高人體神經系統的靈敏性和協調性。年老體弱的練習者可以根據自己的要求來變換擊球節奏，從而達到鍛鍊身體、延年益壽的功效，既活動了身體，又娛樂了心情。

無論選擇哪種室內運動，都要注意安全，還要根據自己的身體狀況和室內環境而定，如患有嚴重心臟病、高血壓、中耳炎、肺結核、急性腎炎的人，就不宜參加游泳活動。運動前，最好請醫生給您開一份運動處方，這樣更有把握。對於中老年人，由於適應能力較差，建議以提高心肺功能的鍛鍊為主，運動時間最好在晚上6～8點鐘。

在室內健身時，開始可穿一個外套，隨著運動量加大、身體發熱，再逐漸減少衣服。對於有慢性腎臟病的患者來說，室內運動應請醫生協助安排。

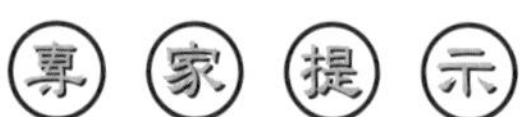
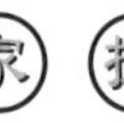
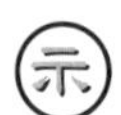

專家提示

進行室內鍛鍊之前必須熱身5～10分鐘，每次鍛鍊時間最好不要超過90分鐘，以平均每週進行3～5次室內運動為宜。

第

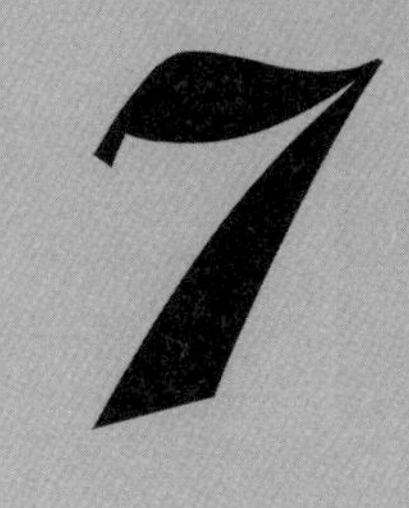

章

第7章 調整心態，保養腎臟

有些患者，聽說自己得了慢性腎臟病，要麼不重視，要麼精神高度緊張……對於腎臟病，我們要樹立積極樂觀的態度，勇敢地去面對它，時刻保持心情愉快才是治療的最佳良藥。

健康測試

你最近憂鬱嗎？

1. 你最近一段時間內經常感到傷心或悲哀。

A. 是的　B. 難以確定　C. 不是的

2. 你突然覺得自己一無是處，很失敗。

A. 是的　B. 難以確定　C. 不是的

3. 你時常想起令你後悔的事情，並常常自責。

A. 是的　B. 難以確定　C. 不是的

4. 做什麼事情之前，你總是猶豫不決。

A. 是的　B. 難以確定　C. 不是的

5. 你經常感到前途渺茫，常常不知道自己該怎麼辦。

A. 是的　B. 難以確定　C. 不是的

6. 你經常情緒不穩定，無緣無故發脾氣。

A. 是的　B. 難以確定　C. 不是的

7. 你夜裏會常常失眠，整天精疲力竭，打不起精神。

A. 是的　B. 難以確定　C. 不是的

8. 你做什麼事情都提不起興趣，哪怕是自己曾經非常喜歡做的事情。

A. 是的　B. 難以確定　C. 不是的

9. 你時常擔心自己的健康，不停在幻想自己得了不治之症。

A. 是的　B. 難以確定　C. 不是的

10. 你時常覺得活著沒有意思，想要自殺。

A. 是的　B. 難以確定　C. 不是的

11. 你總覺得自己孤獨，缺少朋友。

  A. 是的　B. 難以確定　C. 不是的

12. 你往往無法集中自己的注意力。

  A. 是的　B. 難以確定　C. 不是的

相應的分數如下：

1.	A——3分	B——0分	C——0分
2.	A——3分	B——0分	C——0分
3.	A——3分	B——0分	C——0分
4.	A——3分	B——0分	C——0分
5.	A——3分	B——0分	C——0分
6.	A——3分	B——0分	C——0分
7.	A——3分	B——0分	C——0分
8.	A——3分	B——0分	C——0分
9.	A——2分	B——1分	C——0分
10.	A——3分	B——0分	C——0分
11.	A——3分	B——0分	C——0分
12.	A——3分	B——0分	C——0分

測試評析：

如果分數為0～6分，說明你的心理很健康，沒有抑鬱症。

如果分數為7～12分，說明你偶爾有憂鬱情緒，還不是很嚴重，但也一定要注意調整自己的情緒。

如果分數為13～21分，說明你有輕度憂鬱症。

如果分數為22～27分，說明你有中度憂鬱症。

如果分數為28～36分，說明你有嚴重憂鬱症並需要立即治療。

腎臟病患者的心理保健

腎臟疾病的治療難度非常大，病程長，且容易反覆發作，有些腎臟疾病即使治療，也會長時間看不到療效，反而出現病情加重的情況。這時患者很容易對治療失去信心，產生意志低落、悲觀失望的情緒，甚至產生輕生的想法。因此加強腎臟病患者的心理保健，對戰勝疾病有著舉足輕重的作用。

隨著科學的發展，心理學越來越受到更多人的重視，現代醫學心理學提示我們，人體的健康與疾病都與患者的性格特徵、情緒狀態、心理活動等因素有著密切的關係。

人們在面對腎臟疾病的時候，情志活動對腎臟疾病的發生、發展與治療也有著很大的影響。不同的情緒變化，對治療腎臟疾病所產生的療效也會不同。

良好的情緒，有利於調暢氣機，是各臟腑功能、水液代謝功能得以正常的保證，非常有利於腎臟疾病患者的康復。

相反，不良的情緒可使氣機升降失調、氣血運行紊亂、臟腑功能失常，進而導致疾病的發生或加重。此外思想包袱過於沉重，精神過度緊張，或情緒波動異常，都會直接影響到血壓，從而加重腎臟負擔，使病情加重。因此腎臟病患者更應該學會自我心理調節，時刻保持心情舒暢，這樣才有利於已經受損腎臟的康復。

腎臟疾病非常頑固，患者除了在治療中忍受著身體和心理上的雙重痛苦外，他們的體力也在日漸消耗，因此難免會產生一些不良情緒，這對疾病的康復是非常不利的。這時，除了患者本人要進行自我的心理調整外，患者家屬也應該給予必要的勸慰、啟發和開導。因為家是我們的避風港，更是腎臟病患者尋找心裏慰藉的寶地。

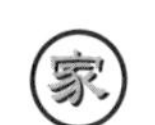
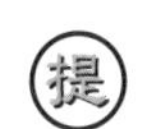
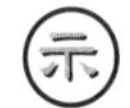

專家提示

大量的臨床事實已經證明，對於腎臟疾病的治療，不僅要靠藥物，良好的心理護理更有利於疾病的治療和身體的康復，對此，患者本人和家屬都要引起注意。

腎臟病患者調整情緒的秘笈

俗話說「人吃五穀雜糧，沒有不生病的」。沒有人可以永遠健康地活下去，生老病死是大自然亙古不變的規律，任由誰也改變不了的。

得了腎臟病，沒有什麼可怕的，不要覺得自己是多麼的不幸，每天愁眉苦臉、怨天尤人。因為即使這樣，疾病也不可能自動消除。因此我們要以正確的、平和的心態去面對它，再以堅定的信念、頑強的毅力去戰勝它。

腎臟病患者要如何調整情緒，下面我們就介紹幾點：

一、樂觀的態度

美國斯坦福大學的威廉·弗賴依博士說：「笑是一種原地踏步的運動，能使人延年益壽。」

笑是最優美、最輕鬆、最有效的自我保健運動。笑，可強身健體、祛病延年，可以說，笑可以使人體內的五臟六腑得到短暫的體育鍛鍊，笑還能使全身肌肉放鬆，有利肺部擴張，促進血液循環，消除大腦皮質和中樞神經的疲勞。

二、學會傾訴

腎臟病患者往往心情沮喪，情緒極其不穩定。這必然會影響中樞神經系統的正常功能，使免疫系統的防禦功能下降。而本身腎臟病患者的身體就極為脆弱，加上精神崩潰，病魔有了可乘之機，必定會影響治療效果，加重病情。患者要學會傾訴，把心中的鬱悶宣洩出去。

三、懂得幽默

心理學家認為，幽默是一種積極的心理預防形式，它表達了人類征服憂患和困難的能力，更表達了患者戰勝疾病的決心和勇氣。

幽默使人心情舒暢，能夠調節人的神經中樞，增強血液循環，有利於宣洩積鬱、解除疲勞和煩惱、消除悲觀情緒。

四、堅強的性格

人的性格與疾病的關係極為密切。因為對人類很大一部分疾病的發生，性格有著不可推卸的責任。如脾氣急躁、爭強好勝的人容易患心臟病；癌症患者性格樂觀，經過治療病情痊癒的人大有人在。

只要性格堅強，面對疾病泰然自若，也是對疾病最有效的輔助治療方法。

腎臟病患者，要懂得放下思想包袱，把自己培養成一個樂觀、幽默、堅強的人，這樣再配合適當的治療，就會使病情恢復得更快。

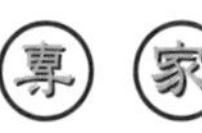
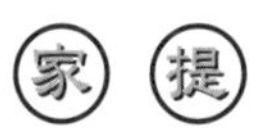
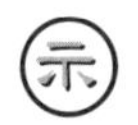

除此之外，腎臟病患者還可以由轉移注意力、聽音樂、看電視等來豐富自己的業餘生活，努力使自己忘卻疾病帶來的痛苦。

腎衰竭患者心理調節五法

對所有人而言，生病是非常痛苦的事情。每個身患疾病的人都想治癒自己的疾病，重新獲得健康。但事實上，卻有80%左右的患者有意無意地抗拒治療。這種狀況對於患有腎衰的患者，更是非常常見的。

腎衰竭患者，不但在身體上忍受病痛的折磨。他們的心理上更是承受著常人難以想像的壓力。腎衰竭患者的心理自我調節，會對提高他們的治療信心和生活品質起到積極的作用。

一、相信醫學

有些患者得了腎衰竭以後，「病急亂投醫」，四處搜羅秘方，研究醫學著作，因此常常覺得自己對這種病瞭若指掌，於是開始懷疑醫院是不是專業，甚至懷疑醫生的技術，這對於治療是非常不利的。

這時患者要選擇一家可靠的醫院和一組您信得過的醫生，發自內心地相信自己的病在這家醫院能夠得到有效治療，相信醫生有辦法治療自己的疾病。

二、自我暗示

用積極樂觀的情緒代替消極的情緒，不斷給自己加油，多對自己說些：「我有信心，我是最堅強的，我一定能夠挺過這一關，我的病一定會好起來的」……由這些積極情緒，必定會加強戰勝疾病的信心。

三、與病友交流經驗

身邊的病友肯定有一些與疾病抗爭的好經驗。因此，腎臟病患者要盡可能多地與這些人進行交流，瞭解他們是怎樣戰勝不良情緒的，看看在他們身上有哪些經驗值得借鑒。

四、豐富自己的業餘生活

要懂得即使生病，生活也是非常美好的，我們也要享受生活帶給我們的樂趣。

在力所能及的前提下幹點家務，或進行適當的運動，看看電視，聽聽廣播，聽聽音樂，與朋友聊聊天，這些都會使你放下沉重的思想包袱，保持心情愉悅，使病症得到更好的治療。

五、適時發洩

腎衰竭患者一想到自己的病情，就彷彿跌入深淵，心中的苦悶是無法用言語表達出來的。這時，就需要適時地發洩一下自己的情緒，或者大哭、或者大聲喊叫……這些都是調節心情的最佳方法。

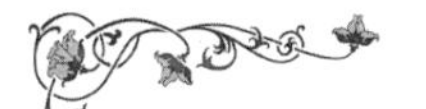
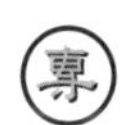

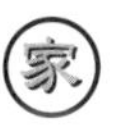

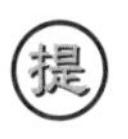

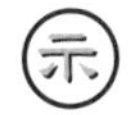

腎衰竭患者在接受透析、治療後，無疑會給心靈帶來極大的陰影，因此醫生和家屬更應該及時關心、開導患者，幫助他們樹立治療的信心。

腎衰竭患者如何自我放鬆

腎衰竭患者想要擁有好心情，就必須學會自我放鬆。下面介紹六種方法，可以幫助腎衰竭患者減輕精神壓力，從而使身心放鬆。

一、幻　想

想像自己沒有病時候的樣子，來到一個自己喜歡的地方，做喜歡做的事情。拋開現實，把思緒集中在你所想像的事物上，並逐漸讓自己陷入裏面，由此達到自我放鬆的目的。

二、深呼吸

心情煩悶時，可以做適當的深呼吸，然後加以想像。如吸氣時想像：「如此新鮮的空氣進入到我的身體，會化解我體內的病毒。」呼氣時想像：「一切致使我生病的因素都一齊呼出去了」……

三、靜默法

患者仰臥或平坐，主要用來調整呼吸、排除雜念，每次約 20 分鐘。最好在安靜的環境中進行，思想一定要集中，要保證情緒穩定。

四、按　摩

緊閉雙眼，靜下心來，用手指尖用力地按摩前額和後脖處，有規則地向同一方向旋轉。

五、大聲唱歌

適時地放開你的歌喉，大聲唱你喜歡的歌曲。在大聲唱歌時，需要不停地深呼吸，這樣可以很好地放鬆身體，使心情愉快。

六、活動筋骨

伸展身體對消除緊張十分有益，可以使全身肌肉達到放鬆。因此時常活動活動筋骨可以起到放鬆心情的效果。

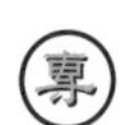

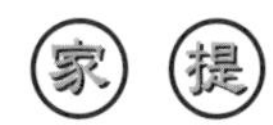

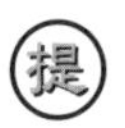
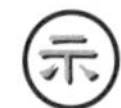

腎衰竭的自我放鬆療法種類很多，平時多運用這些方法，使全身放鬆，隨之心情也就放鬆了。

你知道嗎？

腎衰竭患者如何自我減壓？

1. 培養興趣，做自己喜歡做的事情。
2. 接受自己的能力、缺點、成功和失敗。
3. 擁有至少一個能夠坦誠交談的好朋友。
4. 積極工作，在工作中實現自己的價值。
5. 當發現自己承受的壓力大時，不妨深呼吸。
6. 多到室外走走，感受大自然的美好。
7. 做心理暗示，不斷地告慰自己，可以戰勝病魔，從而堅定信心。

8. 聽一些優美的音樂，在音樂中感受生活的美好。
9. 讀一些喜歡的圖書，使自己忘卻煩惱。
10. 可以養一些花草或金魚等，轉移注意力。

腎衰竭患者的心理護理

腎衰竭患者極易產生心理壓力和精神障礙。據相關資料表明：同期腎衰竭患者，在接受同等治療的前提下，凡是心理調適好、心情樂觀的，一般情況下，疾病基本能夠得到有效的控制；相反，情緒低落，人體的免疫功能就會下降，就會導致病情加重，甚至使患者很快死亡。

一、讓患者瞭解病情

有些患者家屬在得知患者病入膏肓時，頓時如五雷轟頂，不知如何是好。他們更不敢把實際病情告訴給患者，生怕那樣會影響患者的情緒，對治療不利。

其實大多數患者對自己的身體情況都非常瞭解，有些患者對自己的病情已經略知一二，這時家屬再隱瞞，不但不能減少患者的心理負擔，還會給患者造成一定的心理壓力，反而適得其反，影響治療效果。

二、一視同仁

有些家屬明顯在患者面前表現出對其的憐憫和同情，與患者說話時小心翼翼，甚至一個動作、一個眼神都格外小心。這樣會讓患者感到自己彷彿被排斥于正常生活之外，更覺得自己一無是處，更會失去信心，加重心理負擔，使病情惡化。

三、不要過度關懷

家屬對患者的過度關懷，會使患者感覺自己是個廢人，從而對生活喪失勇氣。有些患者還會產生依賴心理，日子久了，就會造成功能喪失。

因此，對於腎衰竭患者，可以讓他做一些力所能及的事情，讓他們在做這些事情的同時，感受到自己的價值，覺得自己並不是一無是處。

四、鼓勵患者多與朋友聯繫

家屬千萬不要怕影響患者的休息，而隔斷患者與社會的聯繫。如果過於限制患者朋友的探視、患者的讀書看報或一些社會活動，會使患者的孤獨感更為強烈，甚至還會使他們產生被社會遺棄的感覺。

五、創造良好的休養環境

環境對人的身心健康有著很大的影響，所以我們一定要保證患者房間的空氣流通、佈置合理、物品擺放有序，養一些花草供患者欣賞，以消除患者的不良心理情緒。

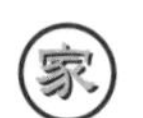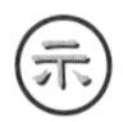示

腎衰竭患者雖然病情嚴重，但還沒到「衣來伸手，飯來張口」的程度。因此對於腎衰竭患者的日常護理，千萬不能過度關懷，這樣勢必會加重患者的負擔，影響治療。

第

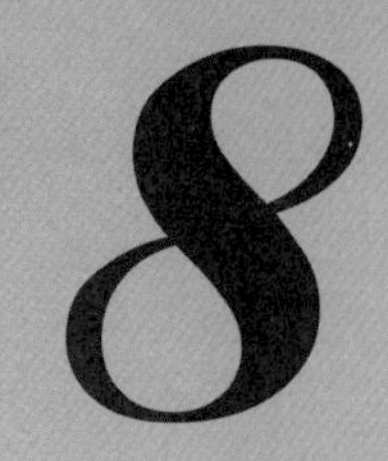

章

巧用中醫防治腎病

中醫在治療腎臟病上有著非常大的優勢。如果腎臟病患者在堅持飲食、運動、心理、藥物治療的同時，配合藥膳、按摩、外敷、針灸等中醫療法，就可大大改善腎臟功能，這對於腎臟病的治療是非常有效的。

中醫測試你的腎有火嗎？

1. 你是否常常感到頭暈目眩？

A. 是　　　B. 否

2. 你是否常常感到耳鳴，而且有時發生暫時性耳聾？

A. 是　　　B. 否

3. 你是否發現你的牙齒開始鬆動？

A. 是　　　B. 否

4. 你是否發現最近頭髮掉得特別嚴重，尤其在洗頭的時候？

A. 是　　　B. 否

5. 你是否感覺睡眠品質不好，夜裏時常醒來？

A. 是　　　B. 否

6. 你是否時常感到五心煩熱？

A. 是　　　B. 否

7. 你是否發現最近食慾下降，而且身體開始消瘦？

A. 是　　　B. 否

8. 你是否腰酸腿痛？

A. 是　　　B. 否

測試結果：

如果你的答案裏有2個「是」，說明你的腎還算健康，沒有腎火。

如果你的答案裏有3～5個「是」，說明你的腎已發出了危險信號，要當心了。

如果你的答案裏有6～8個「是」，說明你的腎有火了，得想辦法給腎降火了。

中醫治療腎臟病的優勢

中醫是我國的國粹，在我國五千年的文化中有著悠久的歷史。採用中醫治療腎臟病有較多的優勢。

一、整體調理

中醫講求採用陰陽五行學說來達到整體調理、扶病祛邪、標本兼治、補瀉結合等豐富多樣的治療原則。而腎臟病的病變部位在腎，但同時又與其他五臟六腑密切相關。再加上人是個整體，要想恢復健康就必須進行整體調理，特別是慢性腎臟病往往是受多個系統和器官所累，病情比較複雜，還會相互影響，更應採取整體調理的治療原則。

二、辨證論治

對不同的患者在不同時間、不同疾病階段採取不同的治療方法，這就是辨證論治。

三、純天然藥物

中醫治療腎臟病所使用的藥物是自然界純天然藥物，在治療腎臟病過程中可將藥物的毒副作用降到最低。

當然，用中醫治療腎臟病時，一定要到正規醫院找專科醫生進行調理。

腎臟病雖然難治，但並非不治之症。只要把握好治療的關鍵，合理用藥，一定會取得理想的療效。

中醫診斷的禁忌

中醫傳統的診療手段包括望、聞、問、切，因此為了醫生更好地診斷，患者就醫前有一些事項需注意：

一、女性患者在看病前不要化妝

望是中醫主要的診療手段。如果你在看中醫前化了妝，如擦粉底、抹口紅、畫眼圈、塗指甲……醫生很難看到你的「本來面目」，這樣就會給診斷帶來困難，極易掩蓋病情，誤導醫生做出錯誤的判斷。

二、注意保持舌苔的本色

舌頭是中醫窺探五臟六腑的一面「鏡子」，如果你的舌苔顏色不是本來顏色，很容易造成假象，使醫生誤診。因此在就診前一定要注意，千萬不可食用能浸染舌苔的食物和藥物，如牛奶、葡萄、楊梅、蛋黃、橘子、黃連、維生素 B_2 等。

三、切莫香味撲鼻

聞氣味，也是中醫的診療手段。很多疾病都可以由醫生的聞診斷出來。如果患者在就醫前吃了大蒜、蔥，噴了香水等，必定會影響診斷。

四、實事求是

問是中醫診斷獲取患者資料的重要方法。所以，當醫生向您詢問時，一定要實事求是，絕不可隱瞞病情，諱疾忌醫。

五、不要做劇烈運動

中醫診斷是需要號脈的，如果你在就醫之前剛參加完劇烈運動，如跑、跳、爬樓梯……則需要休息一段時間，等脈搏穩定後，才能讓醫生號脈。

六、其　他

吃得過飽、飲酒之後或情緒過於激動時，都不可以立刻號脈。因為這些因素都會導致脈象異常，不利於醫生的診斷。

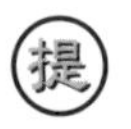

專家提示

有些患者常在西醫治療效果不佳時轉看中醫，在服中藥時遂停用全部西藥，結果常常會使症狀加重，於是便把錯誤全部推給中醫。其實，這是一種錯誤的認識，因為西藥的用或停應根據醫囑，切不可自行決定。

尿毒症的常用民間秘方

尿毒症並不是一個疾病，而是一系列臨床綜合徵。其病情發展緩慢，治癒難度大。中醫是我們中華民族的瑰寶，是我們祖先長期與疾病鬥爭積累下來的經驗，對治療尿毒症有一定的幫助。

下面介紹幾種治療尿毒症的民間秘方：

參元湯

【材料】人參 6 克，桂圓肉 10 顆。

【製作方法】將配好的人參和桂圓放在一起煮，煮好後當茶喝。

【功效】此方可緩解患者的貧血症狀，有效控制患者的心悸怔忡。

參棗湯

【材料】人參 6 克，紅棗 10 顆。

【製作方法】將人參、紅棗洗好，放在一起煮，每日當茶水飲。

【功效】此方可改善患者的貧血症狀，提高血紅蛋白水準。

桑葚蜜膏

【材料】鮮桑葚100克（或乾品500克），蜂蜜250克。

【製作方法】將桑葚用火煎好後，加入蜂蜜製成膏。每天早晚各服用 1 次。

【功效】此方主要用於治療腎陰虛、失眠煩躁等症。

大黃豬膽丸

【材料】大黃 9 克，豬膽汁 6 克。

【製作方法】大黃研成碎末，將豬膽汁加少許水煎沸，隨後加入大黃碎末調勻，製成綠豆粒大小的藥丸。每次服用 2 丸，每日服 3 次，可用溫開水送服，症狀減輕後可每次服用1丸。

【功效】此丸主要治療尿血，不過應根據症狀的輕重程度服用此丸。

薑湯涼半夏

【材料】涼半夏 9 克，乾薑15克。

【製作方法】將涼半夏研成碎末；乾薑洗淨，切片，放入鍋中熬湯，待湯發黏變稠時即可盛出。每次服用時將涼半夏末用 3 克薑湯送服。

【功效】此方可治療因尿毒癥引起的頑固性嘔吐。

服用任何秘方都必須在醫生的指導下進行，切莫盲目，否則後患無窮！

腎臟病常見的按摩手法

按摩是指運用一些手法，在人的適當部位進行物理性刺激，由反射的方式來傳遞信息，影響人的神經系統功能，從而調節體內信息，達到消除疲勞、增強體質、延年益壽的目的。我國傳統中醫認為，腎臟病也可以用按摩手法來治療和緩解。

腎臟病常見的按摩手法包括下面這幾種：

一、推　法

推法是指用手指或手掌或拳面著力於人體的一定部位或穴位上，沿著一個方向用力推，達到疏通經絡、行氣消瘀等功效。推法一般又有平推法、直推法、旋推法、分推法、一指禪推法之分。

二、滾　法

用手掌尺側面的背部及掌指關節背側突起的地方，在一定部位或穴位上做來回翻掌、旋轉的動作，就稱之為㨰法。

三、揉　法

揉法，就是用手指指腹或手掌掌面輕按於一定部位或穴位上，帶動該處皮下組織做輕柔、緩和的迴旋轉動。其主要作用為祛瘀活血、消腫散結。

四、捏　法

推拿中的捏法主要有兩種操作方法：第一種方法是將拇指和食、中兩指相對，挾提皮膚，雙手交替撚動，向前推進；第二種方法是手握空拳，用食指中節和拇指指腹相對，挾提皮膚，雙手交替撚動，向前推進。

五、拿　法

拿法就是用拇指和食指、中指或用拇指和其餘四指的指腹，相對用力緊捏人體的一定部位或穴位。

六、摩　法

摩法，就是用手掌面或手指指面貼附在治療部位，腕關節連同前臂做輕緩而有節律的環形摩擦法，分為摩擦法和指摩法，有活血止痛、散瘀的功效。

七、掐　法

掐法又稱爪法，就是用指甲按壓在穴位上。此種按摩手法，由於受力面積小，力道非常大，是開竅解痙的強刺激手法。

八、按　法

按法，就是用手指或手掌面著力於治療部位或穴位上，逐漸用力下按，並停留適當時間。按法又可分為拇指按、屈指按、屈肘按、雙掌重疊按等方法。

專家提示

中醫的按摩手法對腎臟病患者的治療非常有幫助，它能起到活血化瘀、促進新陳代謝，從而減輕腎臟負擔的作用。但我們在進行按摩時，最好能得到專業醫師的指導，自己不可擅自按摩。

腎臟病的自我按摩方法

按摩可使人體血液循環暢通，具有加速人體各器官、組織的新陳代謝，消除疲勞，解除病痛的功效。腎臟病患者也可以採取按摩的方法來緩解和治療。下面介紹幾種自我按摩的方法：

方法一：浴面

步驟一：用力將兩手搓熱，然後手指併攏，手掌攤開，緊貼面部，隨後以雙手中指指腹部為先導，分別從鼻翼兩旁的迎香穴開始，沿鼻梁兩側向上推擦，經目內眥、眉頭等處，然後慢慢推擦到前額。

步驟二：將兩手左右分開，沿著面部推至兩鬢，掌心由兩鬢再向下，經過顳部的太陽穴及耳前、面頰等部，返回到鼻翼兩旁之起點。

步驟三：回到原點，再重新開始，按上述路線反覆循環進行。

浴面可促進氣血暢通，有祛散風寒、醒腦提神的療效。對慢性腎炎身體虛弱、容易患感冒的患者非常有效。

方法二：運　頂

具體動作為五指略微張開，按在前額上，由前向後，推至兩鬢，做梳頭的動作。

腎臟病患者要想預防高血壓，可採取這種按摩方法，效果會非常好。

方法三：揉腎俞穴

具體動作為雙手握拳，將食指掌指關節突起部放在兩側腎俞穴上，先按順時針方向壓揉 9 次，再按逆時針方向壓揉 9 次，如此連做36次。

每天按揉此穴位，可以起到滋陰壯陽、補腎健腰等作用，可有效緩解腎臟病症。

方法四：擦　腰

具體動作為用力搓雙手，使其發熱，然後將兩手掌面緊貼在腰部脊柱兩旁，沿直線來回摩擦腰部兩側，一上一下為 1 遍，連作100～180遍。使整個腰部熱起來。

每天早晚堅持摩擦腰部，具有行氣活血、溫經散寒、壯腰益腎等作用。

方法五：捶腰陽關穴

具體動作為用手的四指握大拇指呈拳頭狀，手腕放鬆，用拳背部叩擊腰部第四腰椎棘突下的腰陽關穴，連做36次。

每天捶打此穴位，可以緩解腎陽虛。

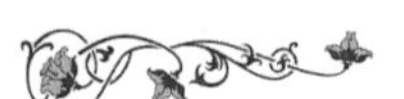

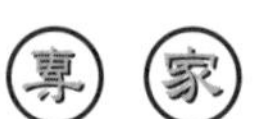

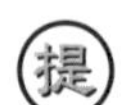

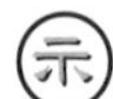

無論哪一種按摩療法，都貴在堅持，如果三天打魚、兩天曬網，再好的按摩手法也不會起到任何療效。

你知道嗎？

腎臟病患者自我減壓的按摩秘訣

1. 按摩時身心應放鬆，思想要集中。

2. 按摩前1個小時不可吃得過飽，也不要空腹按摩。

3. 按摩前最好先洗個澡，有利於清潔皮膚、促進血液循環。

4. 按摩時要保持雙手清潔，摘去戒指、手鐲等飾物。

5. 按摩前要修剪指甲，如果是冬天，要確保雙手溫暖。

6. 按摩時，穴位要準確，力度要適中，方法要正確。

7. 按摩也應循序漸進，時間應由短到長，力度應由小到大，以免對皮膚造成損害。

8. 按摩時間不宜過長或過短，每次宜在20分鐘左右，早晚各1次。

9. 患者在大怒、大喜、大恐、大悲等情緒激動的情況下，不要進行按摩。

10. 按摩時，容易入睡，應取毛巾蓋好，以防著涼，且應注意室溫。

11. 按摩時應該選擇安靜、舒適、溫度適宜、空氣清新的環境。

12. 按摩後，如果身體出汗，應避免吹風，防止感冒。

13. 當身體極度疲勞時，最好不要進行按摩。

14. 進行腎臟疾病的按摩療法時，必須持之以恆，不可間斷。

治療急性腎炎的秘方

急性腎炎又稱急性腎小球腎炎，它是腎臟發生免疫性損傷並以血尿、蛋白尿、水腫、高血壓和／或有少尿及氮質血症為主要表現的一種疾病，又稱急性腎炎綜合徵。

我國傳統中醫有許多治療急性腎炎的秘方，下面就介紹幾種：

秘方一

【材料】玉米鬚、茯苓各30克，桂枝、木瓜、大腹皮、車前子各15克。

【製作方法】將上述材料用水洗淨，加入適量清水，煮沸後，熬15分鐘左右，將藥液濾出，再向鍋中加水，煮20分鐘，去渣留汁，服用時可將兩次煮的藥液攪拌均勻，每天服用 1～2 次。

【功效】可治療血尿、水腫、高血壓、頭暈、乏力、厭食等症。

秘方二

【材料】荊芥、防風、生地黃、木通、竹葉、甘草、金錢草、石韋各10克，瞿麥、車前子、白花蛇舌草各20克。

【製作方法】將上述材料洗淨，放入鍋中，加入適量水煮沸 15 分鐘，濾出藥液；再向鍋中加水，煮 20 分鐘，去渣留汁。服用時將兩次煮的藥液攪拌均勻，每天服用 1～2 次。

【功效】此秘方對治療血壓升高非常有效。

秘方三

【材料】黃芪、山藥各50克，菟絲子、地膚子各25克，茯苓30克，覆盆子20克，水蛭適量。

【製作方法】

將水蛭洗淨，研成末；將上述其他材料洗淨，放入鍋中，加入適量清水，再加入水蛭末煮沸15分鐘，濾出藥汁。再向鍋中加入適量水，煮20分鐘，去渣取汁。服用時，可將兩次煮的藥汁攪拌均勻，每天服用 1 次。

【功效】主治急性腎炎、長期存在尿蛋白等症狀。

秘方四

【材料】丹參50克，川芎、赤芍各15克，益母草、白茅根各30克，紅花10克。

如果患者出現高熱，則加金銀花、蒲公英、連翹各10克；如果患者出現水腫，則加豬苓、茯苓、冬瓜皮、大腹子、澤瀉、車前子各10克；如果患者出現尿少，則加大黃、番瀉葉各 5 克。

如果患者尿蛋白長期不消失，則加芡實、白果、石韋、金櫻子、黃芪各10克。

【製作方法】將上述材料用清水洗淨，放入鍋中，加入適量清水煮沸15分鐘，濾出藥汁。再向鍋中加水，煮20分鐘，去渣留液。服用時，將兩次煮的藥汁攪拌均勻，每天服用 1 次。

【功效】對治療急性腎炎非常有效。

秘方五

【材料】紅豆、玉米鬚各20克，白茅根30克，車前草15克，金銀花、冬瓜皮、連翹各12克，蟬蛻 9 克。

【製作方法】將上述材料用清水洗淨，放入鍋中，加入適量清水煮沸15分鐘，濾出藥汁。再向鍋中加水，煮20分鐘，去渣留液。服用時，將兩次煮的藥汁攪拌均勻，每天服用 1 次。

【功效】主治急性腎炎。

秘方六

【材料】紫蘇葉、防己、杏仁、桑白皮、葶藶子各10克，麻黃、浮萍、桂枝各 5 克。

【製作方法】

將上述材料用清水洗淨，放入鍋中，加入適量清水煮沸15分鐘，濾出藥汁。再向鍋中加水，煮20分鐘，去渣留液。服用時，將兩次煮的藥汁攪拌均勻，

每天服用 1 次。

【功效】可治急性腎炎。

秘方七

【材料】佩蘭葉、連翹、黃芩、薏苡仁、木通、白茅根、石韋、益母草各10～15克。

【製作方法】將上述材料用清水洗淨，放入鍋中，加入適量清水煮沸15分鐘，濾出藥汁。再向鍋中加水，煮20分鐘，去渣留液。服用時，將兩次煮的藥汁攪拌均勻，每天服用 1 次。

【功效】對急性腎炎有一定的緩解作用。

秘方八

【材料】竹葉、黃芩各12克，牛蒡子、冬瓜皮、連翹各 9 克，玄參、桑白皮、牡丹皮各 9 克，崗梅根、薏苡仁各18克，薄荷 5 克。

【製作方法】將上述材料用清水洗淨，放入鍋中，加入適量清水煮沸15分鐘，濾出藥汁。再向鍋中加水，煮20

分鐘，去渣留液。服用時，將兩次煮的藥汁攪拌均勻，每天服用 1 次。

【功效】如果患者出現持續發熱、面部水腫、扁桃體腫大等症狀，可讓其飲用此藥汁。

秘方九

【材料】土牛膝葉15克，涼開水50毫升，白糖適量。

【製作方法】將土牛膝葉洗淨，放於陰涼處晾乾，然後搗爛成汁，加入涼開水即可。服用此藥劑時，加入適量白糖，每天飲用 1～2 次。

【功效】主治急性腎炎。

秘方十

【材料】新鮮白茅根100克。

【製作方法】將上述新鮮白茅根洗淨，放入鍋中，加入適量清水煎煮，去渣留汁，每天飲用 1 次。

【功效】對急性腎炎有一定的治療作用。

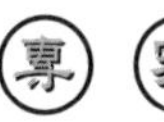
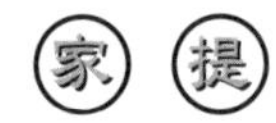
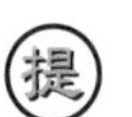
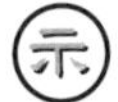

專家提示

自製家庭秘方時，一定要遵照醫囑製作，每劑藥的藥量一定要嚴格按照規定來準備，以免出現中毒現象。

腎衰竭的外敷秘方

研究證明，中藥治療慢性腎臟病的效果很好，得到了諸多專家的好評。所以中藥治療腎臟病的方法也越來越受到人們的重視。下面介紹幾種常見的中藥外敷秘方：

秘方一

【材料】帶鬚子的蔥頭 3 個，小茴香末10克。

【製作方法】將蔥頭洗淨，晾乾，搗碎，與小茴香末攪拌均勻。

此藥劑應外敷在肚臍孔上，可用油紙或塑膠布蓋上，最後用膠布固定住，外面用熱水袋旋轉熱敷。

【功效】蔥頭具有潤腸、理氣、健脾、發散風寒、溫中通陽、散瘀解毒的功效。此方以蔥頭為主料，對腎衰竭有一定的治療意義。

秘方二

【材料】帶鬚子的蔥白1000克。

【製作方法】蔥白洗乾淨，搗爛，然後放在鍋裏炒，待炒熱後用布包裹成2包，趁熱外敷到肚臍孔上。每天外敷 2～3 次，每次15～20分鐘。

【功效】可緩解因腎衰竭引起的水腫症狀。

秘方三

【材料】冠心丸 1 丸。

【製作方法】將藥丸搗爛後，用白酒調成糊狀。用時將藥糊塞到肚臍孔中，每天換1次。

【功效】此方可以彌補腎中真陽不足的狀況，持之以恆，可緩解腎衰竭症狀。

秘方四

【材料】生薑500克，胡椒粉10克。

【製作方法】將生薑洗淨，搗爛，撒上胡椒粉攪拌均勻。用時將調好的藥劑平均分成兩份，外敷在兩腰眼底部，用膠布固定住，每天換1次藥。

【功效】此方可聚三焦氣，延緩腎衰竭。

秘方五

【材料】麝香0.5克。

【製作方法】用此秘方時，先將肚臍孔洗乾淨，將麝香放入肚臍孔中，用膠布封住，每隔10天換一次藥。

【功效】麝香可開竅醒神、活血，緩解腎衰竭症狀。

專家提示

採用中藥外敷時，應該禁止食用海鮮、牛羊肉、魚類和辛辣食品；戒菸酒，莫疲勞工作。如果皮膚出現紅腫、潰破等症狀，應該立即停止外敷，等皮膚恢復正常後，再開始治療。

治療腎臟病的5款藥酒

隨著腎臟病患者對中醫知識的瞭解，越來越多的患者開始採用中醫藥方治療腎臟病。其中對腎臟病治療有一定作用的藥酒最受患者的歡迎。

下面介紹幾種對腎臟病治療有一定幫助的藥酒：

板栗酒

【材料】板栗120克，白酒500毫升。

【製作方法】

(1) 將板栗洗淨，拍碎，裝入乾淨的瓶中，倒入白酒。

(2) 將瓶口密封，置於陰涼處，經常搖動。

(3) 10天後靜置澄清即可食用。

【功效】此藥酒應空腹飲用，每日早晚各 1 次，每次以10～25毫升為宜。此款藥酒可補腎助陽，適用於陽痿、滑精、精神不振、食慾下降等病症。

人參酒

【材料】人參100克，肉桂、附片各2克，巴戟天、菟絲子、熟地、鹿角片各60克，白酒2.5升。

【製作方法】把上述材料洗淨，晾乾，倒入白酒中，放於陰涼處，靜置半個月後即可飲用。

【功效】此藥酒每日服用2次，每次以15～25毫升為宜。可起到助陽、益精、強身健體的作用。

鹿茸酒

【材料】鹿茸80克，山藥150克，白糖40克，白酒650毫升。

【製作方法】

(1) 首先將鹿茸切碎，將山藥洗淨後搗碎。

(2) 將白酒倒入器皿中。

(3) 將切碎的鹿茸和山藥加入白酒中，然後加入適量的白糖。

(4) 將器皿密封，放置陰涼處保存，3 個月後即成。

【功效】此款藥酒應每日飲用 3 次，在飯前加熱，每次溫飲10～20毫升最好。有強精壯陽作用，對極度疲勞、失眠、精神不振具有一定療效。

枸杞生地酒

【材料】枸杞子250克，生地300克，白酒1.5升。

【製作方法】

(1) 將上述材料洗淨，搗碎。

(2) 將白酒倒入器皿中，加入上述材料。

(3) 將器皿密封好，15日後開啟。

(4) 將藥酒過濾，去除渣滓即成。

【功效】此藥酒可滋陰補腎、養肝明目。適用於陽痿遺精、煩熱頭暈、腰膝酸軟、視物模糊等症。飲用時每天2 次，每次10～20毫升，空腹溫飲。

海馬酒

【材料】海馬 2 隻，白酒500毫升。

【製作方法】

(1) 將海馬拍碎，裝入器皿中。

(2) 將白酒倒入裝有海馬的器皿中，將器皿密封。

(3) 每日搖動器皿數下，14天後可開啟器皿。

(4) 過濾藥酒，去除渣滓即可飲用。

【功效】此酒可補腎助陽，適用於腎虛陽痿、夜尿頻繁、女子體虛白帶多等病症，對跌打損傷也有一定療效。每日臨睡前飲用10～15毫升效果更佳。

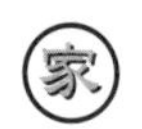 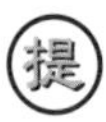

專家提示

在飲用鹿茸酒時，禁止陽亢者服用；在飲用枸杞生地酒時，千萬不可食用蕪荑、蔥、蒜；在飲用海馬酒時，禁止陰虛內熱者、脾胃虛弱者以及孕婦服用。

導引養生功

全系列為彩色圖解附教學光碟

張廣德養生著作　每冊定價 350 元

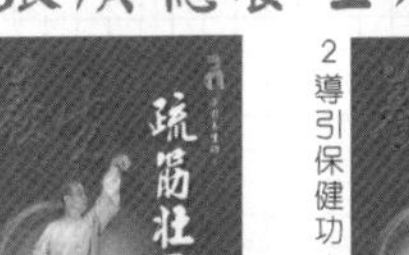

定價350元

2 導引保健功+VCD

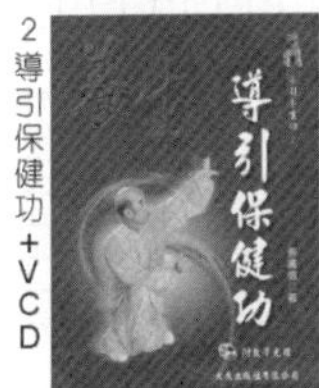

定價350元

3 頤身九段錦+VCD

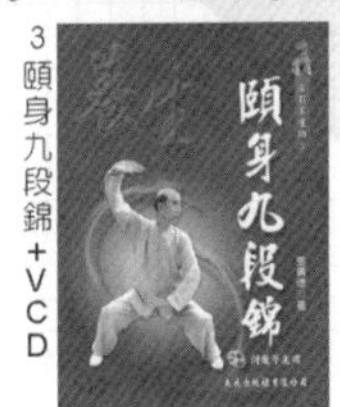

定價350元

4 九九還童功+VCD

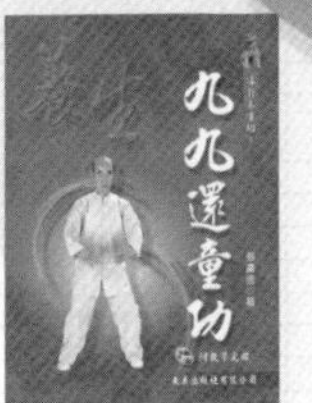

定價350元

5 舒心平血功+VCD

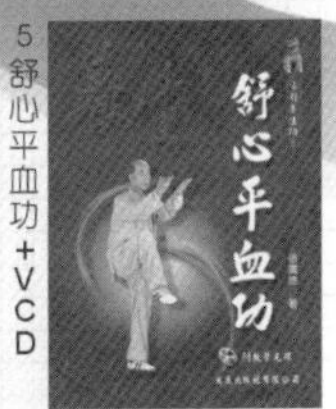

定價350元

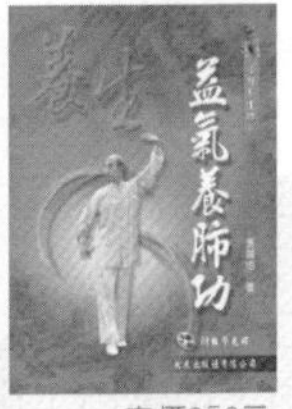

定價350元

7 養生太極扇+VCD

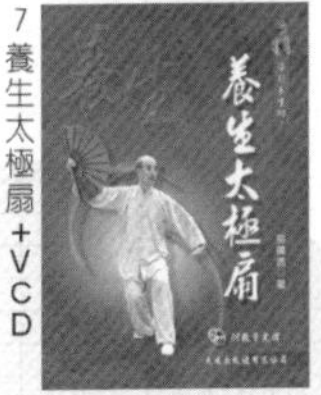

定價350元

8 養生太極棒+VCD

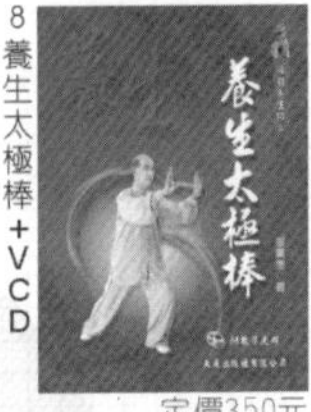

定價350元

9 導引養生形體詩韻+VCD

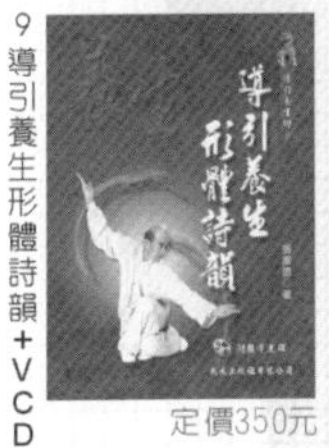

定價350元

10 四十九式經絡動功+VCD

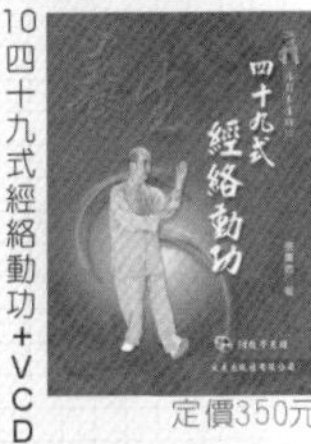

定價350元

輕鬆學武術

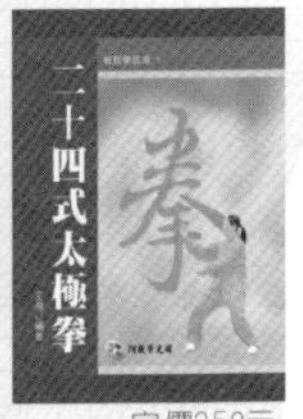

定價250元

2 四十二式太極拳+VCD

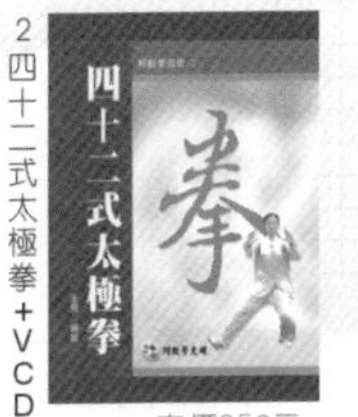

定價250元

3 八式十六式太極拳+VCD

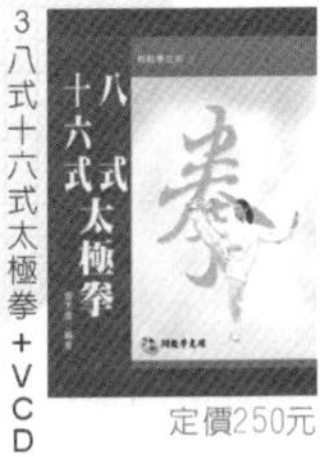

定價250元

4 三十二式太極劍+VCD

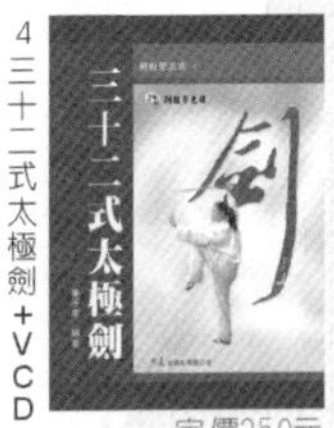

定價250元

5 四十二式太極劍+VCD

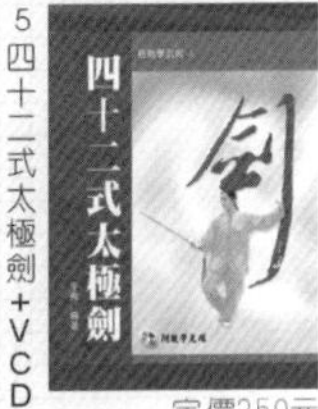

定價250元

定價250元

7 三十八式木蘭扇+VCD

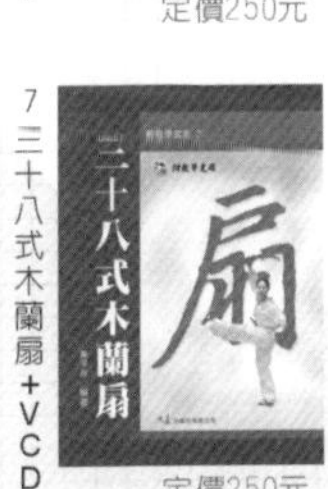

定價250元

8 四十八式太極劍+VCD

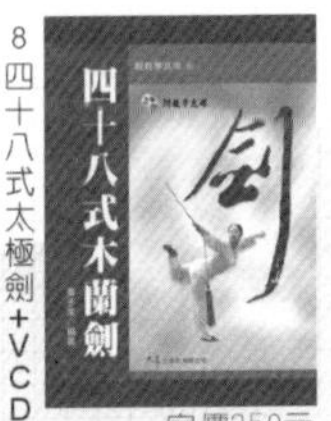

定價250元

太極跤

1 太極防身術

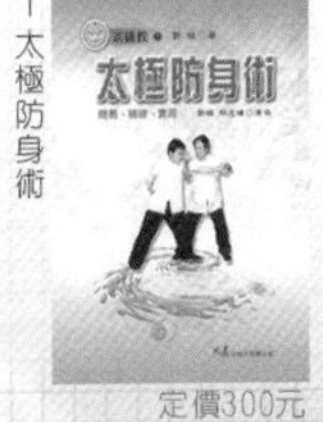

定價300元

2 擒拿術

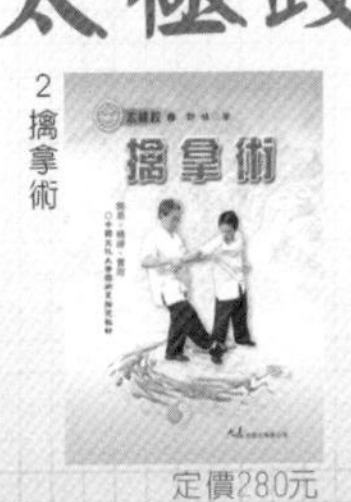

定價280元

3 中國式摔角

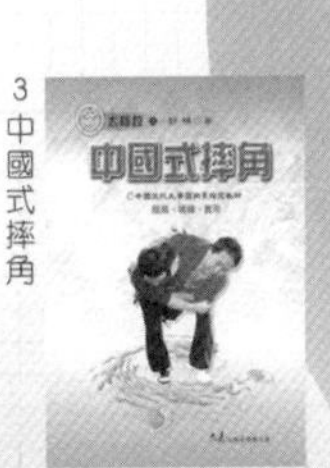

定價350元

健康加油站

編號	書名	定價
1	糖尿病預防與治療	定價200元
2	胃部機能與強健	定價180元
3	不孕症治療	定價200元
4	簡易醫學急救法	定價200元
5	肥胖健康診療	定價200元
6	肝功能健康診療	定
7	高血壓健康診療	定價200元
8	高血糖值健康診療	定價200元
9	尿酸值健康診療	定價200元
10	膽固醇中性脂肪健康診療	定價200元
11	痛風劇痛消除法	定價180元
12	三溫暖健康法	定
13	手・腳病理按摩	定價180元
14	B型肝炎預防與治療	定價180元
15	吃得更漂亮、健康	定價180元
16	茶使您更健康	定價180元
17	圖解常見疾病運動療法	定價180元
18	科學健身改變亞健康	定
19	簡易萬病自療保健	定價220元
20	王朝秘藥媚酒	定價180元
21	立見實效保健操	定價180元
22	越吃越幸福	定價200元
23	荷爾蒙與健康	定價180元
24	越吃越長壽	定
25	自我保健鍛鍊	定價180元
26	斷食促進健康	定價180元
27	蔬菜健康法	定價200元
28	水果健康法	定價200元
29	越吃越苗條	定價200元
30	越吃越聰明	定
31	全方位健康藥草	定價200元
32	人體記憶地圖	定價350元
33	提升免疫力戰勝癌症	定價280元
34	腎臟病預防與治療	定價230元
35	怎樣配吃最健康	定價200元
36	心臟病腦中風預防與治療	定
37	科學養生細節	定價350元
38	由人相診斷健康	定價180元
39	青春期智慧	定價200元
40	前列腺健康診療	定價200元
41	下半身鍛鍊法	定價180元
42	四高健康診療	定

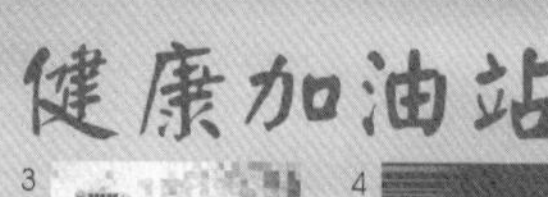
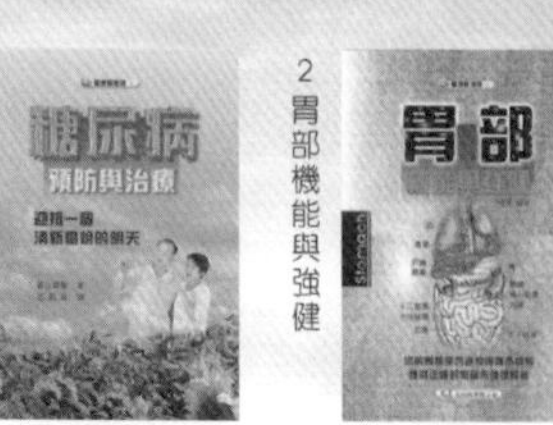
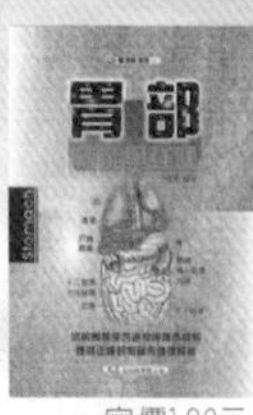
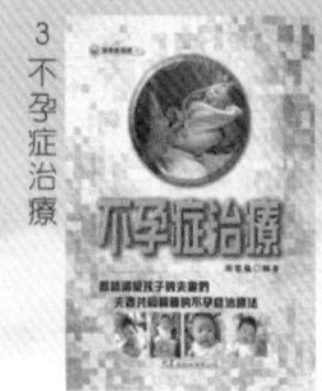
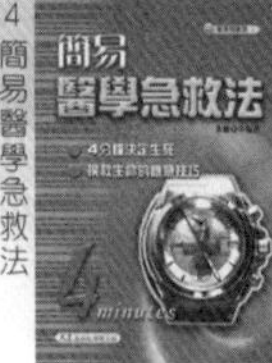
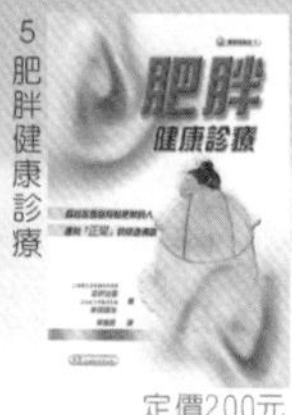
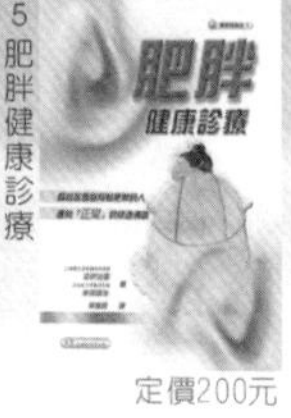
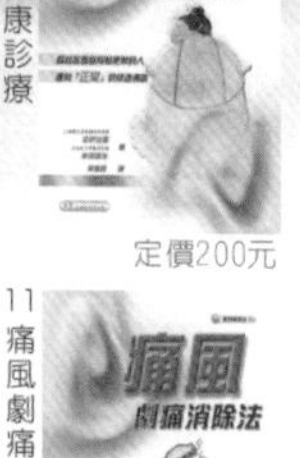
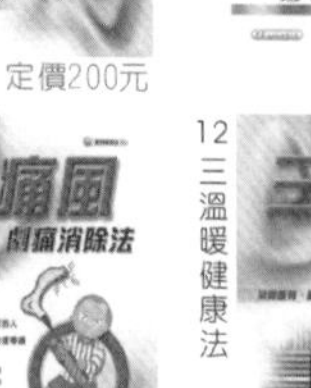
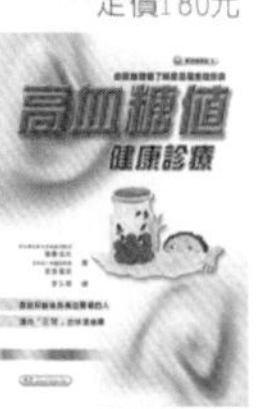
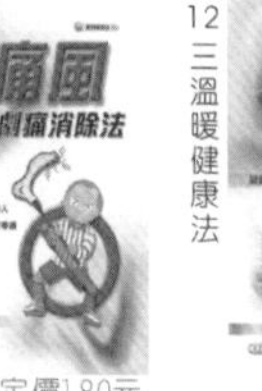
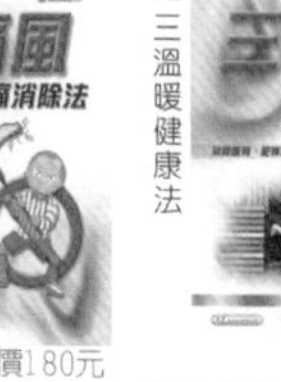
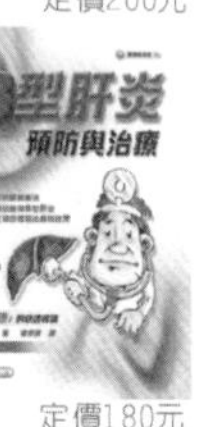
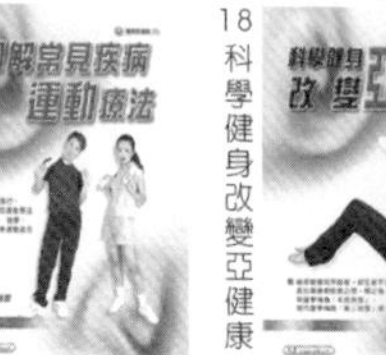
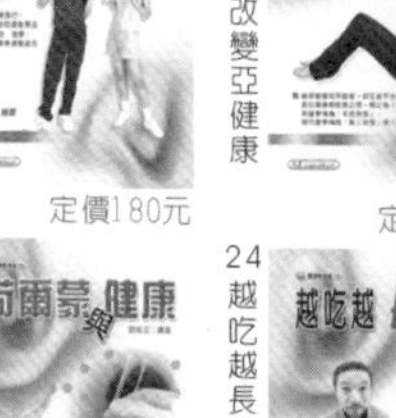
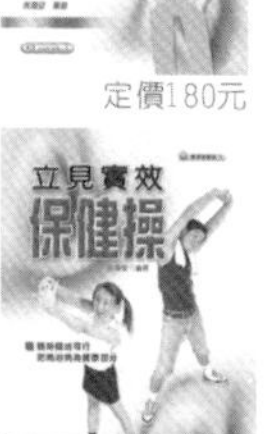
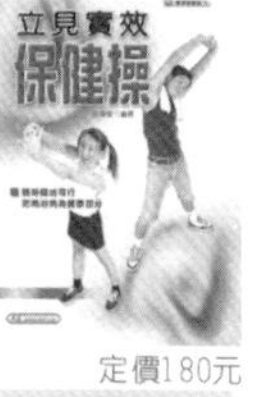
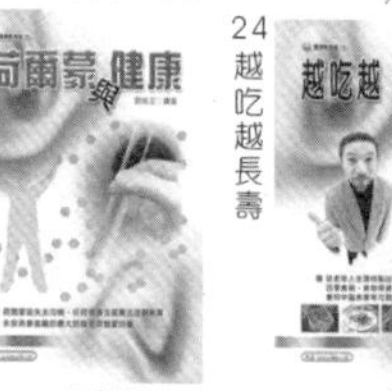
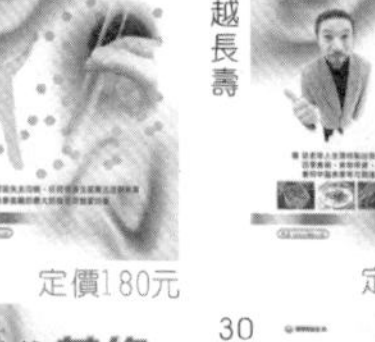
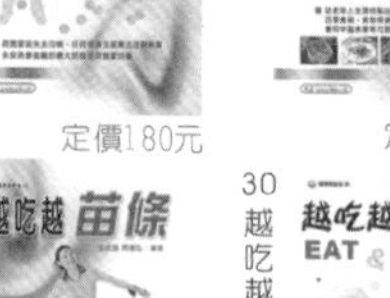
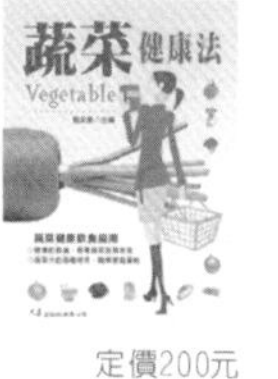
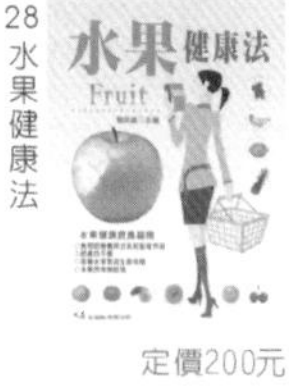
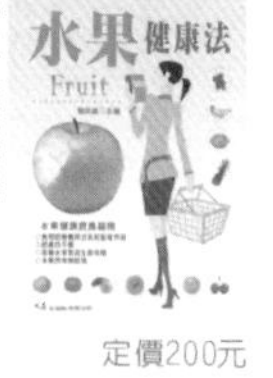
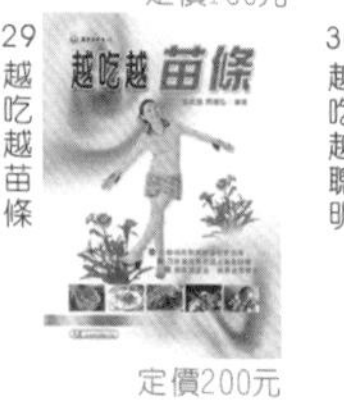
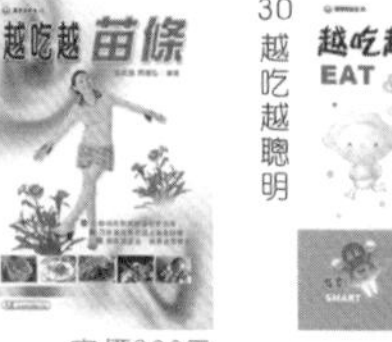
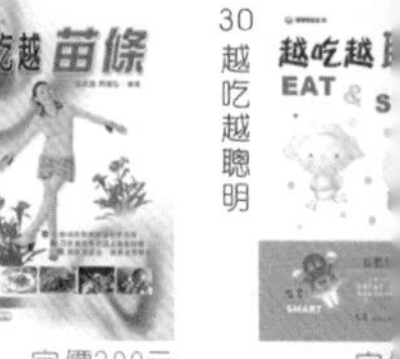
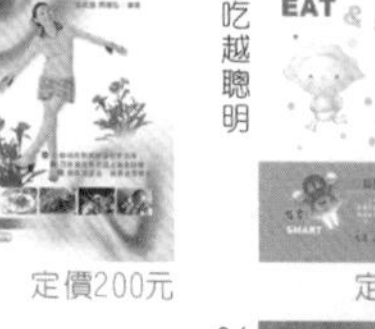
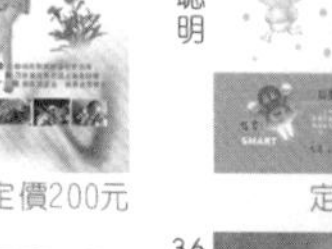
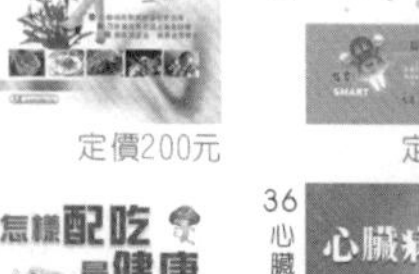
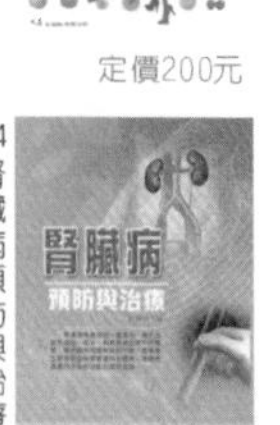
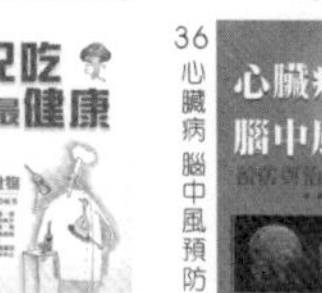
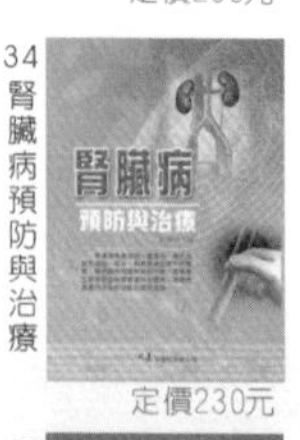
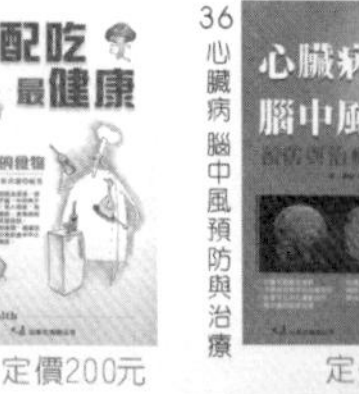
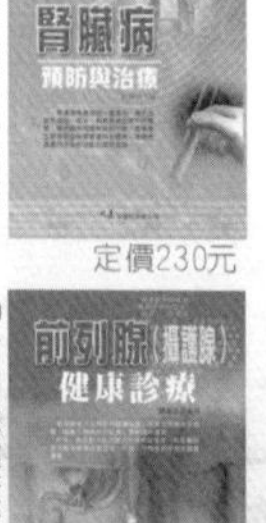
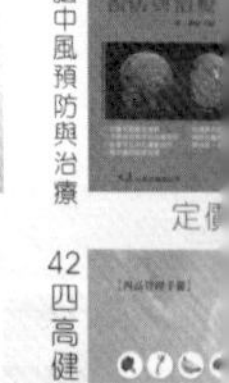
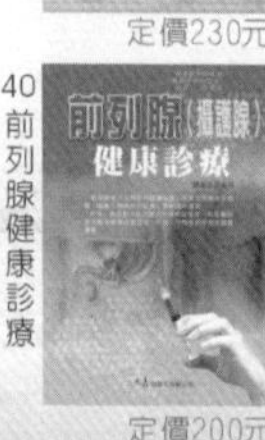
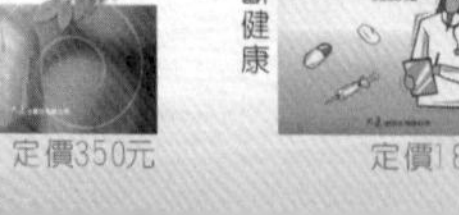
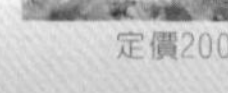
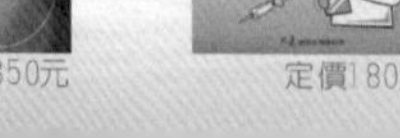
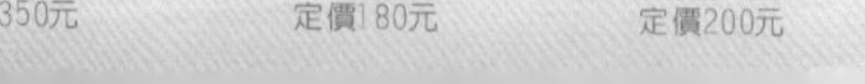

健康加油站

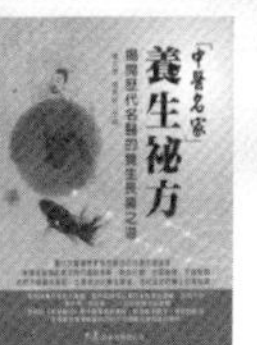

定價180元

44 健康長壽 擁有更豐富的人生

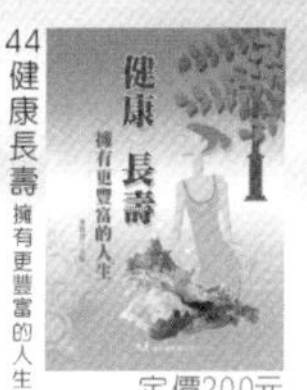

定價200元

武術武道技術

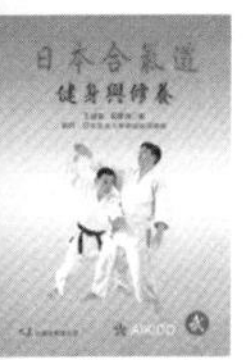

定價230元

2 現代跆拳道運動教學與訓練

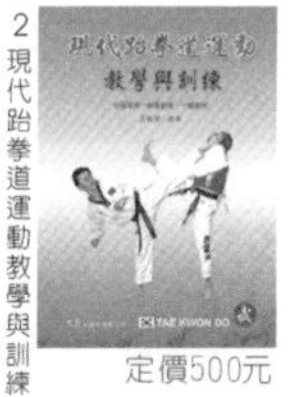

定價500元

3 泰拳基礎訓練讀本

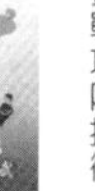
定價330元

4 泰拳實戰攻防技術

定價280元

5 李小龍腿功教室

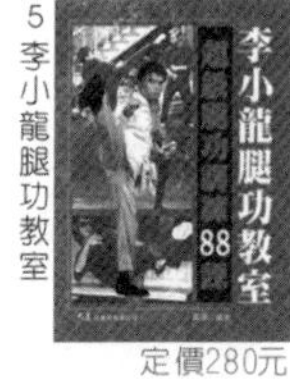

定價280元

6 跟專家練跆拳道

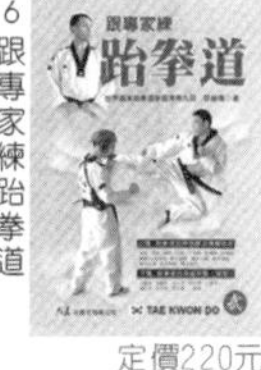

定價220元

截拳道入門

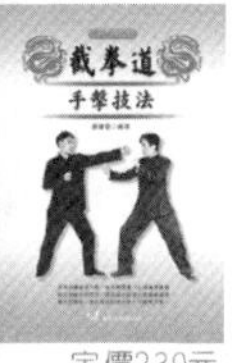

定價230元

2 截拳道腳踢技法

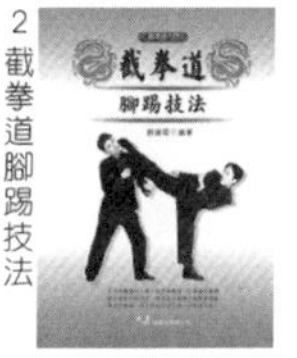

定價230元

3 截拳道擒跌技法

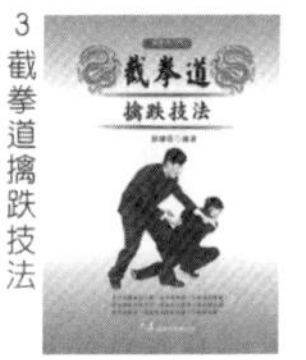

定價230元

4 截拳道攻防技法

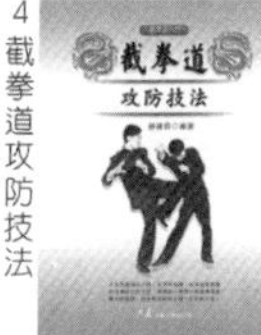

定價230元

5 截拳道連環技法

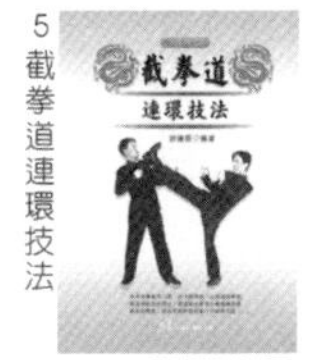

定價230元

6 截拳道功夫匯宗

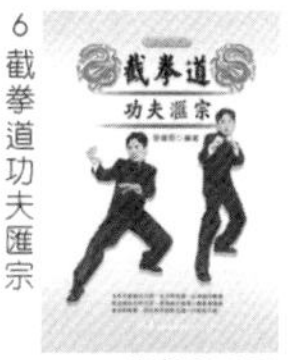

定價230元

體育教材

1 籃球運動教程+VCD

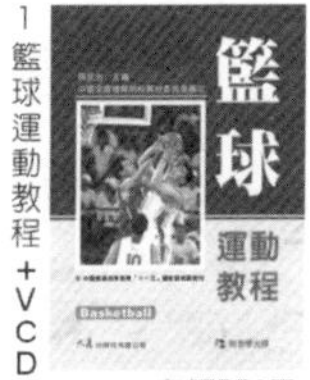

定價550元

2 游泳運動教程

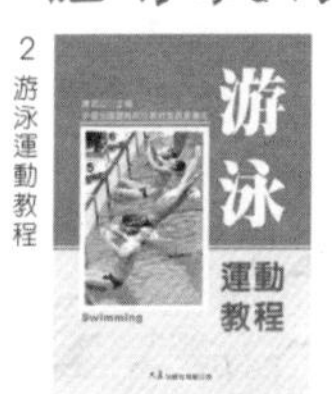

定價400元

3 板球基礎教程

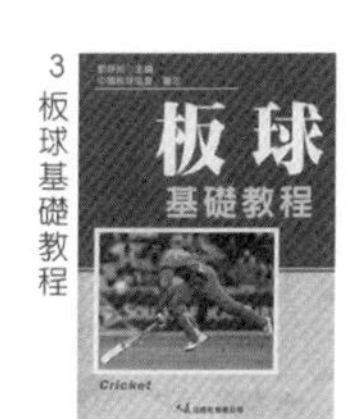

定價400元

4 街舞運動教程

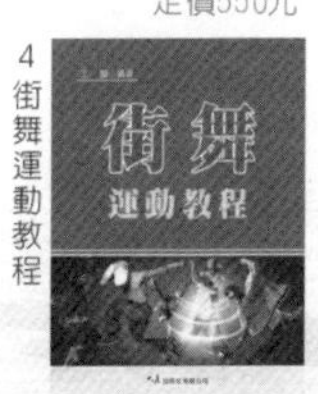

定價280元

5 排球運動教程

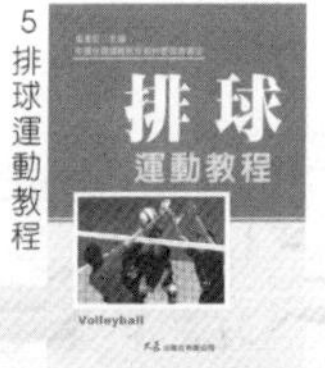

定價450元

11 體育康復學

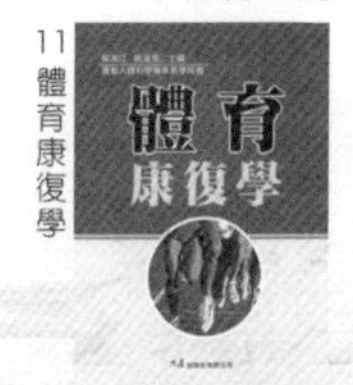

定價350元

國家圖書館出版品預行編目資料

知名專家細說 腎臟病／趙硯池編著
——初版，——臺北市，品冠文化，2011〔民100.08〕
面；21公分，——（名醫與您；4）
ISBN 978-957-468-821-0（平裝）
1.腎臟疾病
415.81　　　　　100011064

知名專家細說　腎臟病

編　　著／趙　硯　池
責任編輯／吳　萍　芝
發 行 人／蔡　孟　甫
出 版 者／品冠文化出版社
社　　址／台北市北投區（石牌）致遠一路2段12巷1號
電　　話／(02) 28233123・28236031・28236033
傳　　真／(02) 28272069
郵政劃撥／19346241
網　　址／www.dah-jaan.com.tw
E-mail／service@dah-jaan.com.tw
登 記 證／北市建一字第227242號
承 印 者／傳興印刷有限公司
裝　　訂／建鑫裝訂有限公司
排 版 者／千兵企業有限公司
授 權 者／安徽科學技術出版社
初版1刷／2011年（民100年）8月

售　價／220元

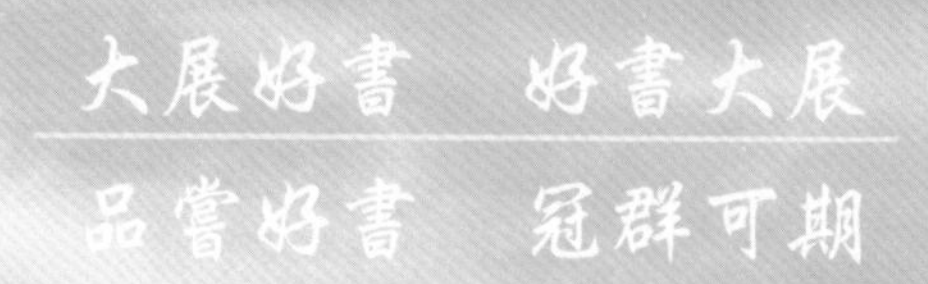
大展好書　好書大展
品嘗好書　冠群可期

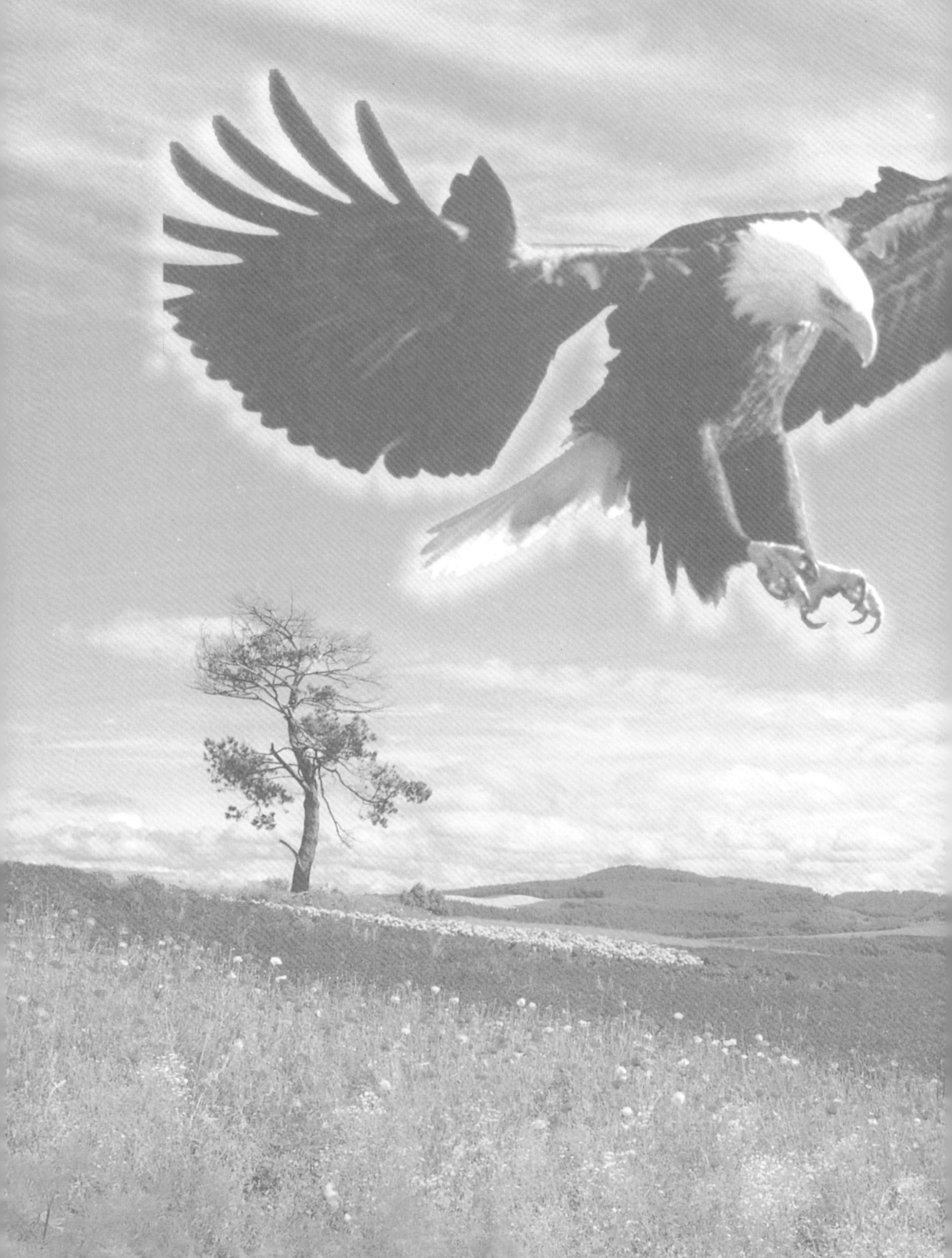

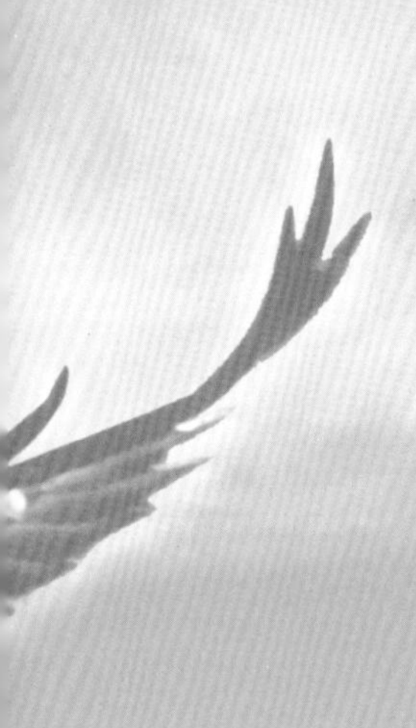